Dr. Günter Harnisch

Moringa oleifera

Kompakt-Ratgeber

Die heilsame Kraft des
ayurvedischen Wunderbaums

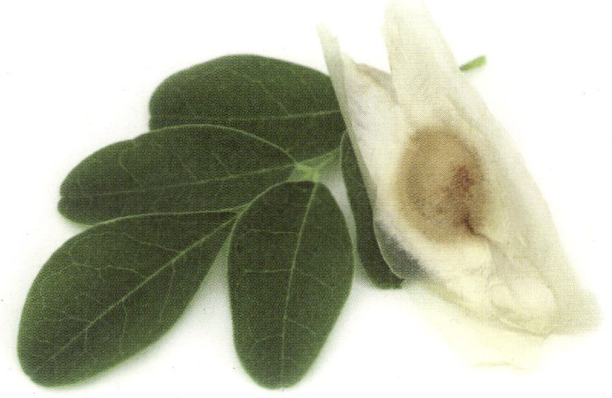

Haben Sie Fragen an Dr. Günter Harnisch?
Anregungen zum Buch?
Erfahrungen, die Sie mit anderen teilen möchten?

Nutzen Sie unser Internetforum:
www.mankau-verlag.de

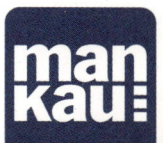

Impressum

Bibliografische Information der Deutschen Nationalbibliothek
Die Deutsche Nationalbibliothek verzeichnet diese Publikation in der
Deutschen Nationalbibliografie; detaillierte bibliografische Daten sind
im Internet über http://dnb.d-nb.de abrufbar.

Dr. Günter Harnisch
Moringa
Kompakt-Ratgeber
ISBN 978-3-86374-193-8
1. Auflage Januar 2015

Mankau Verlag GmbH
Postfach 13 22, D-82413 Murnau a. Staffelsee
Im Netz: www.mankau-verlag.de
Internetforum: www.mankau-verlag.de/forum

Redaktion: Julia Feldbaum, Augsburg
Endkorrektorat: Susanne Langer M. A., Traunstein
Cover/Umschlag: Andrea Barth, Guter Punkt GmbH & Co. KG, München
Energ. Beratung: Gerhard Albustin, Raum & Form, Winhöring
Layout: X-Design, München
Satz und Gestaltung: Lydia Kühn, Aix-en-Provence, Frankreich

Abbildungen/Fotos: gallas - fotolia.com (4, 5, 8/9); Meawpong - Fotolia.com (12);
Jochen Binikowski - Fotolia.com (18); Swapan - Fotolia.com (21, 58, 61, 62, 77, 93);
pnuthong - Fotolia.com (23); light_work - Fotolia.com (24); Sebastian Kaulitzki -
Fotolia.com (28); Matthias Buehner - Fotolia.com (33); Africa Studio - Fotolia.com
(36); Romolo Tavani - Fotolia.com (41); dream79 - Fotolia.com (43); kids.4pictures -
Fotolia.com (49); Svetlana Fedoseeva - Fotolia.com (52); Stephen Orsillo - Fotolia.
com (57); corund - Fotolia.com (67); Marek - Fotolia.com (5, 74/75, 80); Zerbor -
Fotolia.com (84); Printemps - Fotolia.com (86); Quade - Fotolia.com (87); photo-
crew - Fotolia.com (90)

Druck: Westermann Druck Zwickau GmbH, Zwickau/Sachsen

»Ich bin ein Öko-Buch!«
Das im Innenteil eingesetzte EnviroTop-Recyclingpapier wird ohne zusätzliche
Bleiche, ohne optische Aufheller und ohne Strichauftrag produziert. Es besteht zu
100 % aus recyceltem Altpapier und entstammt einer CO_2-neutralen Produktion.
Das Papier trägt das Umweltzeichen »Der blaue Engel«.

Hinweis für die Leser:
Der Autor hat bei der Erstellung dieses Buches Informationen und Ratschläge mit
Sorgfalt recherchiert und geprüft, dennoch erfolgen alle Angaben ohne Gewähr.
Verlag und Autor können keinerlei Haftung für etwaige Schäden oder Nachteile über-
nehmen, die sich aus der praktischen Umsetzung der in diesem Buch vorgestellten
Anwendungen ergeben. Bitte respektieren Sie die Grenzen der Selbstbehandlung und
suchen Sie bei Erkrankungen einen erfahrenen Arzt oder Heilpraktiker auf.

Vorwort

Der Moringa-Baum als Helfer in allen Lebenslagen? Was verblüffend klingt, trägt einen wahren Kern in sich: Die Pflanze, die ursprünglich in Afrika und Indien beheimatet ist, ist tatsächlich ein echtes Naturwunder.

Nahezu alle Teile des Baumes sind für den Menschen verwertbar und nennen zahlreiche, wertvolle Inhaltsstoffe ihr Eigen, deren positive Wirkung für den Organismus wahrlich erstaunlich ist. Antioxidantien, Aminosäuren, eine ganze Reihe von Vitaminen, Eisen und Calcium sind nur Beispiele der Lorbeeren, mit denen sich die Pflanze schmücken kann.

Erfahren Sie mehr über das »Multitalent Moringa« und nützen Sie die Kraft der Natur für Ihre seelische und körperliche Gesundheit!

Inhalt

Einführung

Gibt es eine Heilpflanze, die gegen fast alle körperlichen Beschwerden hilft? Alles spricht dafür, dass sie tatsächlich existiert. Sie heißt Moringa. Der eiweißreiche »Wunderbaum« aus dem Himalaja trägt unglaublich viele Vitamine und Mineralien in sich. Doch er verfügt noch über weit mehr Eigenschaften, mit denen er selbst Experten überall in der Welt zum Staunen bringt. Definiert man Gesundheit als vollkommenes Wohlbefinden, so gibt es möglicherweise nichts Besseres als Moringa, um diesen Zustand zu erreichen.

Moringa-Bäume wachsen noch heute wild am Fuße des Himalaja in Nordindien. Mit Moringa erfahren wir, dass Gesundheit viel mehr ist als nur Abwesenheit von Krankheit. Mit dieser Pflanze erleben wir einen deutlichen Zuwachs an Lebensfreude, Begeisterungsfähigkeit, Energie und Tatendrang.

Im Ayurveda kennt man die heilende Kraft des »Wunderbaums« seit Jahrhunderten. Wissenschaftliche Untersuchungen aus aller Welt bestätigen die Wirkung der Pflanze für die Gesundheit. Menschen, die Moringa zu sich nehmen, berichten über Erfolge bei allen möglichen Krankheiten, vor allem über eine deutlich verbesserte körpereigene Abwehr. Wirksame Hilfe ist auch beim Abnehmen und Entgiften spürbar. Die Menschen fühlen sich durch Moringa einfach vitaler. Sie empfinden mehr Glück.

Dieses Buch ist als Hilfe zur Selbsthilfe gedacht. Entstanden ist dieses Buch aus der Arbeit in dem von mir geleiteten *Arbeitskreis: gesund leben*, der sich damit befasst, alte und neue Volksheilmethoden aus vielen Ländern zu erforschen und zu erproben. Wir wollen möglichst vielen Menschen den Zugang zu bewährtem Heilwissen öffnen – als Alternative zur »chemischen Keule«.

Der *Arbeitskreis: gesund leben* hat Testreihen mit Moringa durchgeführt, die sehr erfolgreich verliefen. Wir bekamen viele Rückmeldungen über positive Erfahrungen bei der Anwendung dieser Pflanze.

Das Buch wendet sich vor allem an Menschen, die offen sind für Veränderungen – allein schon durch die Auswahl ihrer Nahrungsmittel. Die Menschen unserer Zeit brauchen Powerkost statt Schlaffi-Nahrung. Durch wertvolle Ernährung kommt mehr Gesundheit und damit zugleich weit mehr an Glücksempfinden in unser Leben.

Warendorf/Wangerooge, im Januar 2015
Dr. Günter Harnisch

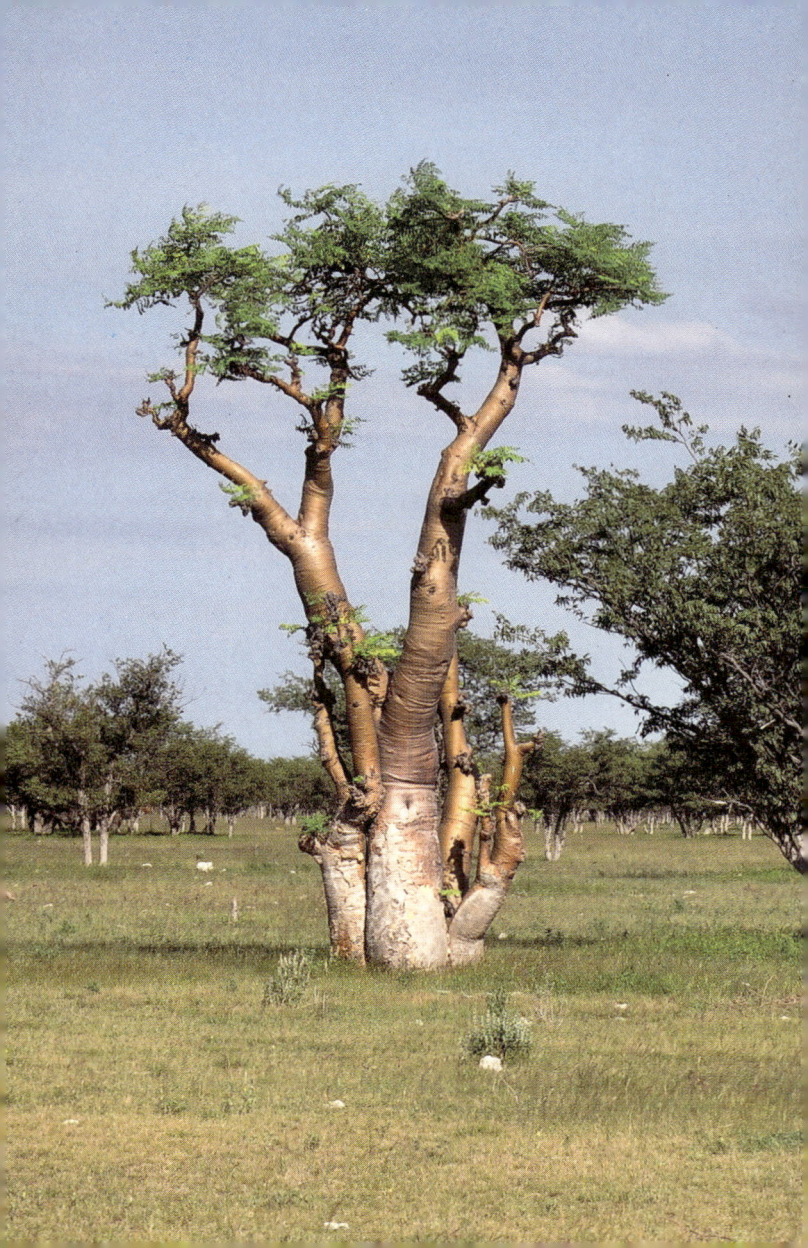

Moringa, der Wunderbaum

Der Moringa-Baum fasziniert die Wissenschaft, enthält er doch einen wahren Schatz an Inhaltsstoffen, die dem Menschen und seiner seelischen wie körperlichen Gesundheit dienlich sein können.

Pflanzensteckbrief

* Der Moringa-Baum erreicht eine Höhe von bis zu 12 Metern.
* Er wächst pro Jahr bis zu 6 Meter.
* Er produziert bis zu 5.000 Samen pro Jahr.
* Er wird mehr als 20 Jahre alt.
* Seine Blüten sind cremeweiß bis rosa.
* Die Schoten werden bis 90 Zentimeter lang. Sie enthalten bis zu 35 weiße Samen.
* Die optimale Temperatur, bei der sich Moringa-Bäume wohlfühlen, liegt zwischen 25 und 40 °C.
* Bei weniger als 15 °C stellen Moringas ihr Wachstum ein.
* 10 Kilogramm Samen ergeben 2 bis 3 Liter wertvolles Moringa-Öl.
* Die Samen eines einzigen Baumes sind imstande, 30.000 Liter Wasser zu filtern.
* 300 Milligramm Samenpulver können ein Fass mit verunreinigtem Flusswasser filtern.
* Der Moringa-Baum ist ein Stickstoffsammler. Er verbessert die Bodenqualität.
* Moringa-Spray aus Blättern oder Trieben fördert das Wachstum und die Fruchtbarkeit von Kulturpflanzen.
* Moringa liefert mit bis zu 130 Tonnen pro Hektar die größte Biomasse aller Nutzpflanzen (im Vergleich dazu: Beim Chinaschilf sind es nur 40 Tonnen).

* Moringa ist eine ideale Bioethanol-Pflanze (in Brasili-
  en z. B. nutzt man sie in der industriellen Produktion).
  Sie liefert pro Hektar bis zu 20.000 Liter Alkohol.

Eine Pflanze mit vielen Namen

Wenn eine Pflanze besonders viele Ehrennamen hat, so
ist das immer ein Hinweis auf ihre besondere Bedeutung.
Denn was die Menschen beeindruckt, das benennen
sie meist genau mit den Eigenschaften, die ihnen selbst
aufgefallen sind und die sie nun auch anderen Menschen mitteilen wollen. Hier sind nur einige Beispiele an
Bezeichnungen für die Moringa-Pflanze. Sie stammen
überwiegend aus Afrika:

* Moringa ist der *grüne Diamant* für Afrika und andere
  Entwicklungsländer (Dr. Jean-Baptiste Nduwayezu,
  Botswana).
* *Nebedaye*, das bedeutet: niemals sterben. So lautet
  ein Name für Moringa in Afrika. Er ist offenbar von
  dem englischen *never die* abgeleitet.
* Auf den Philippinen bezeichnet man Moringa als
  Mutters bester Freund, da er die Milchproduktion von
  stillenden Frauen erhöht und Kinder besonders gut
  mit Nährstoffen versorgt.
* *Malunggay* – auf den Philippinen bedeutet das:
  Lebensretter.
* Moringa, *der Baum des ewigen Lebens*
* *Baum des Lebens*

* *Wunderbaum*
* Für die Forscher des *National Research Council* in Washington ist Moringa der *Supermarkt auf einem Stamm.*

Die Namen, welche die Menschen dem Moringa-Baum überall auf der Erde geben, spiegeln wider, wie ungewöhnlich er in seiner vielfältigen Nutzung ist.
Die Pflanze hat seit Menschengedenken zur Gesunderhaltung der Bevölkerung in warmen Regionen der Erde beigetragen. Besonders wichtig ist ihr Beitrag als Nahrungsmittel für alle Altersgruppen. Erst seit einigen Jahren nutzen auch die Menschen außerhalb der Tropen diesen »Wunderbaum« als natürliches Nahrungsergänzungsmittel.

Die fast ein Meter langen Schoten des Moringa-Baumes liefern die wertvollen Samen.

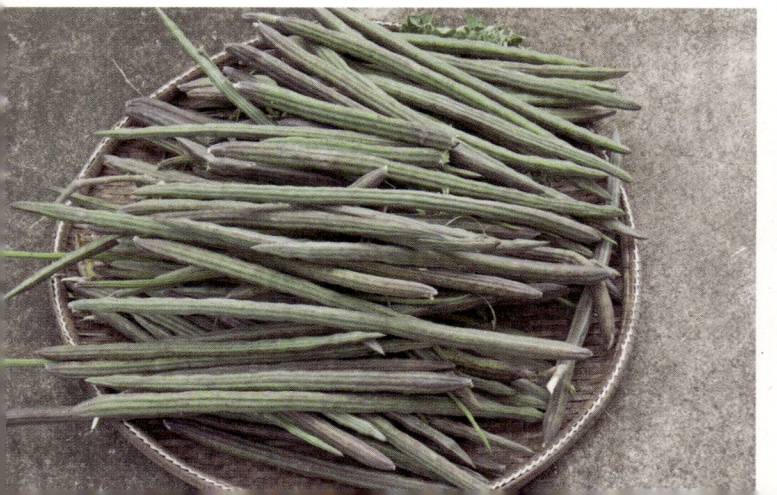

Eine Pflanze voller Überraschungen

Der Moringa-Baum aus dem Himalaja ist offenbar eine Heilpflanze, die gleich gegen eine ganze Palette von Leiden wirkt. Experten wissen längst um diese Fähigkeiten. Unter Laien spricht sich die ungewöhnliche Kraft von Moringa herum, seit Wissenschaftsexperte Ranga Yogeshwar in der Fernsehsendung *Die große Show der Naturwunder (2007)* ein aufsehenerregendes Experiment zeigte: Mithilfe von etwas Moringa-Samen verwandelte der bekannte Wissenschaftler Schmutzwasser in klares Trinkwasser, trank einen Schluck davon und brachte so selbst Fachleute zum Staunen.

Bald schon griffen andere TV-Programme das Thema auf. So berichtete *Pro Sieben* in der Sendung *Galileo* am 21.05.2013 ausführlich über die vielen unglaublichen Wirkungen des Moringa-Baums; auch Talkshows im *NDR* (z.B. am 13.03.2013) widmeten sich dem Thema. Die *Los Angeles Times* brachte einen Beitrag über Moringa, ebenso die bekannte Zeitschrift *Natur & Heilen* (in Heft 9/2012), und viele andere Medien folgten.

Moringa gilt als das »Wundermittel« mit vielseitigen positiven Wirkungen für die menschliche Gesundheit. Eine der bemerkenswertesten Eigenschaften scheint dabei zu sein: Moringa tötet Bakterien – eine Fähigkeit, die vollkommen neue Wege für die sanfte Medizin öffnet.

Gebraucht werden wirksame Naturheilmittel gegen Krankheitskeime unterschiedlichster Art heute dringender als je zuvor. Denn die klassische Antibiotika-Behandlung stößt an ihre Grenzen, weil Krankheitskeime immer häufiger resistent gegen Antibiotika sind und die körpereigene Abwehr versagt.

Worauf beruht die Wirkung dieser ungewöhnlichen Pflanze? Moringa Oleifera, so der lateinische Name, ist ein aus Indien stammender Baum mit einem ungewöhnlichen Reichtum an Vitalstoffen. So enthalten seine Blätter 46 Antioxidantien, 26 Entzündungshemmer, 25 Vitamine und Mineralien (z.B. 4-mal mehr Kalzium als Milch und 6-mal mehr Vitamin C als Orangen), ein Höchstmaß an Chlorophyll, alle lebensnotwendigen Aminosäuren und noch weit mehr unentbehrliche Wirkstoffe. All das macht diese Pflanze zu einer Art Wunderwerk der Natur. Sie ist offenbar ein Jungbrunnen für Menschen und Tiere.

ZITAT

»Moringa ist wirklich ein faszinierender Baum, er schafft es sogar, Bakterien zu töten! Im alten Indien wurde er auch ›Wunderbaum‹ genannt. Man muss sich vorstellen: Um einen Liter Wasser bakterienfrei zu machen, braucht man gerade mal 1/10 Gramm Moringa-Samen ...«

Ranga Yogeshwar in der SWR-Sendung »Die große Show der Naturwunder« vom 1. Nov. 2007

Inzwischen haben zahlreiche Heilpraktiker Moringa für sich selbst ebenso wie für ihre Patientinnen und Patienten entdeckt. Die Menschen beginnen, auf die Pflanze aufmerksam zu werden. Die uralte Heilpflanze ist ganz sicher mehr als nur ein Modehit.

Wegen seiner Nahrhaftigkeit und Heilkraft schätzen selbst Wissenschaftler den Moringa-Baum als ungewöhnlich wirksam ein. Ihr Interesse spiegelt sich in der Zahl der Veröffentlichungen zum Thema wider: Weltweit gibt es inzwischen mehr als 700 in Fachzeitschriften veröffentlichte Forschungsarbeiten. Sie untersuchen vor allem die Frage, wie Moringa es schafft, die körpereigene Krankheitsabwehr zu stärken. Zahlreiche Untersuchungen befassen sich aber auch mit den Möglichkeiten, Moringa als Ernährungsgrundlage anzubauen, Trinkwasser zu reinigen oder Biodiesel aus den Pflanzen herzustellen. Moringa bietet ein so umfassendes Nährstoffspektrum wie bisher keine andere Pflanze auf der Welt. Nach den neuesten Forschungsergebnissen kann Moringa ernähren, vorbeugen, helfen, regulieren, schützen und reparieren. Sämtliche Teile des Baumes, von den Wurzeln bis zu den Blüten, bieten ein optimales Nährstoffspektrum mit hoher Bioverfügbarkeit. Konkret bedeutet das: Wichtige Einzelstoffe in Moringa sind von Natur aus in der richtigen Beschaffenheit zusammengefügt. So unterstützen sie sich gegenseitig in ihrer Funktion. Die Moringa-Pflanze stellt eine optimale Nahrung bzw. Nahrungsergänzung dar. Ihre Bestandteile müssen nicht erst zusammengemischt werden. Darin liegt ein entscheidender Vorteil gegenüber allen synthetisch hergestellten Nahrungsergänzungen in Gestalt von Pillen, Kapseln oder Konzentraten.

Moringa – ein Allheilmittel?

Allheilmittel, *Panacea* genannt, gibt es in der Naturmedizin der verschiedensten Kulturkreise, angefangen bei der Traditionellen Chinesischen Medizin (TCM) bis hin zum indischen Ayurveda.

Das griechische Wort *Panakeia,* im Lateinischen *Panacea,* bedeutet so viel wie *alles heilend.*

In der griechischen Mythologie ist Panakeia die Tochter von Asklepios (Aeskulap) und die Schwester von Hygieia. Sie war die Personifizierung des Heilens durch Heilpflanzen. Wie man sieht, stammt sie aus einer insgesamt für das Heilwesen zuständigen Götterfamilie.

Seit der Antike versuchten die Menschen bis heute immer wieder, ein Mittel zu finden, das alle Krankheiten besiegen kann. Ein solches wird es wohl nie geben. Doch es gibt bestimmte Allheilmittel, die in vielerlei Bereichen gegen Krankheiten und Beschwerden einsetzbar sind.

Im Englischen nennt man sie *cure all,* Heilmittel für alles. Ihre Wirkung beruht offenbar darauf, dass sie die Selbstheilungskräfte anregen. Genau diese Aufgabe erfüllt Moringa als modernes Allheilmittel auf hervorragende Weise.

Ein wertvolles Innenleben

Moringa enthält:

* doppelt so viel Eiweiß wie Soja,
* 6-mal so viel Vitamin C wie Orangen,
* 4-mal so viel Vitamin A wie Karotten,
* doppelt so viel Magnesium wie Braunhirse,
* 4-mal so viel Kalzium wie Milch,
* 25-mal so viel Eisen wie Spinat,
* 7-mal so viel Kalium wie Bananen,
* 7-mal so viel Vitamin B_1 und B_2 wie Hefe,
* 6-mal so viele Polyphenole wie Rotwein,
* 4-mal so viel Folsäure wie Rinderleber,
* 4-mal so viel Vitamin E wie Weizenkeime,
* doppelt so viele Faserstoffe wie Weizenvollkorn-produkte,
* 1,5-mal so viele essenzielle Aminosäuren wie Eier aus optimaler Tierhaltung.

Bis heute haben Wissenschaftler in Moringa folgende heilwirksamen Bestandteile gefunden:

* 26 antientzündlich wirkende Substanzen,
* 46 Antioxidantien,
* hohe Anteile hochwertiger Fettsäuren Omega-3, -6 und -9 sowie herzschützende mittelkettige Fettsäuren,
* den Höchstwert an Chlorophyll, der je in Pflanzen gemessen wurde,
* die für die Abwehr wichtigen Stoffe Zeatin und Salvestrol.

Anbau und Verwendung der Pflanze

Moringa Oleifera wächst in Indien vor allem am Fuße
des Himalajagebirges. In den Veden, den alten Schriften
der Hindus, wurde schon vor 5.000 Jahren über Moringa
berichtet. Die Ayurveda-Lehre spricht davon, dass man
mit Moringa mehr als 300 Krankheiten heilen kann.
Im Laufe vieler Jahrhunderte hat Moringa sich über die
tropischen und subtropischen Regionen der Erde verteilt.
Inzwischen wird der Baum in vielen Ländern kultiviert
und als Gemüsepflanze angebaut. Die »Wunderpflanze«
hat sich gut an ihre Umgebung angepasst. Inzwischen
sind 13 unterschiedliche Arten von Moringa bekannt.
Die bekannteste ist Moringa Oleifera. Um sie geht es in

Die Moringa-Blätter werden per Hand von den Zweigen gezupft.

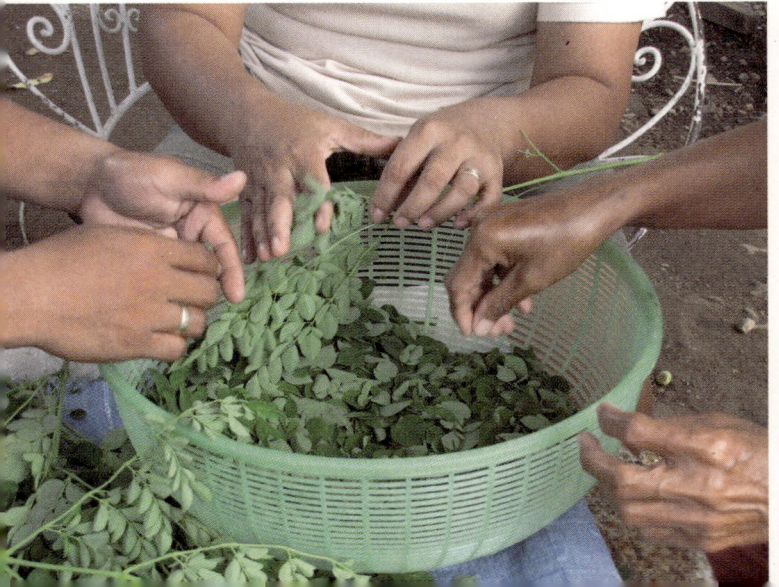

diesem Buch in erster Linie. *Oleifera* als Namenszusatz bedeutet übrigens so viel wie *ölhaltig*. Moringa-Samen-körner enthalten in der Tat reichlich viel hoch wertvolles Öl. Die Pflanze wächst bis zu 30 Zentimeter im Monat und kann in einem Jahr eine Höhe von bis zu vier Metern erreichen. Ihre Verwendungsmöglichkeiten sind vielfältig. In den Herkunftsländern dient sie seit mehreren Tausend Jahren als Nahrung, Medizin und Energiequelle. Die einheimischen Kulturen aller Länder, in denen Moringa wächst, haben unabhängig voneinander die positiven Eigenschaften von Moringa für ihr Wohlbefinden entdeckt und angewandt.

Die einzelnen Teile der Moringa-Pflanze verwendet man zu folgenden Zwecken:

* die Blätter (frisch oder getrocknet) als Nahrungsmittel
* die Blüten als Gewürz, in der Bienenzucht und als Medizin
* die Früchte als Nahrungsmittel
* die Samen als Nahrungsmittel, zur Herstellung von Öl, zur Wasserreinigung und für neue Anpflanzungen
* die Rinde für Medizin, zur Herstellung von Seilen und von Papier
* die Wurzeln als Nahrungsmittel und als Medizin
* die ganze Pflanze als Tierfutter und als Biomasse für die alternative Energieerzeugung
* die »Abfallprodukte« als Bodenverbesserer, Biodünger und als Tierfutter

Seit mehr als 20 Jahren untersuchen Forscher weltweit in wissenschaftlichen Forschungsprojekten die Vorteile von Moringa Oleifera für Mensch, Tier und Pflanze. Sie finden die aus unterschiedlichen Ländern und Kontinenten überlieferte Wirkung voll bestätigt, auch wenn das Geheimnis der Pflanze bis heute noch längst nicht vollständig entschlüsselt ist. Die moderne Wissenschaft ist zwar weit fortgeschritten in ihrer Fähigkeit, Bestandteile von Pflanzen zu analysieren und ihre spezielle Heilwirkung zu beschreiben. Doch im Erforschen ganzheitlicher Zusammenhänge auf dem Gebiet der Naturheilkunst steht sie noch immer am Anfang.

Die Blätter

Die Blätter des Moringa-Baumes können roh und frisch als Salat gegessen werden. Oder man kocht sie als Gemüse. Auch Soßen und Suppen lassen sich daraus herstellen. Blätter des Moringa-Baums schmecken beispielsweise sauer eingelegt sehr gut. Sie bilden dabei eine ausgezeichnete Vitaminquelle. Die Sprossen schmecken scharf, ähnlich wie Rettich. Man kann sie zum Würzen verwenden oder auch so essen. Aus den getrockneten Blättern lässt sich ein nahrhaftes Pulver herstellen, das Speisen oder Getränken als wertvolle Nahrungsergänzung zugefügt werden kann. Auch kann man mit dem Pulver das Mehl beim Backen von Brot oder Gebäck anreichern. Die Backwaren erhalten auf diese Weise einen höheren Wert an Vitalstoffen.

Hier bei uns in den europäischen Ländern kommt fast ausschließlich das Pulver aus getrockneten Moringa-Blättern auf den Markt. Seine Anwendung steht daher in diesem Buch im Vordergrund.

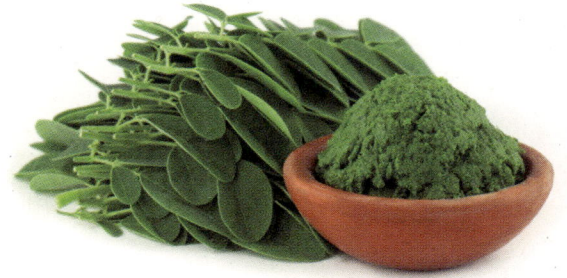

Die Samen

Die Moringa-Samen haben einen hohen Öl-Anteil. Er beträgt bis zu 45 Prozent ihres Gewichts. Aus ihnen lässt sich ein qualitativ sehr hochwertiges Öl gewinnen. Das Moringa-Öl wird gern mit Olivenöl verglichen. Doch in seinen Anwendungsmöglichkeiten reicht es deutlich über Olivenöl hinaus. Moringa-Öl wird in der Kosmetik-industrie hoch geschätzt und war schon in der Antike bei den Ägyptern und Griechen sehr begehrt, wohl auch durch seine Fähigkeit, störende Körpergerüche zu beseitigen. Was die Medien jetzt erst ins Blickfeld einer breiten Öffentlichkeit gerückt haben und für solch gro-ßes Erstaunen unter Laien gesorgt hat, ist in der Wissen-schaft längst bekannt:
Schweizer Forscher haben bereits vor Jahren herausge-funden, dass Moringa-Samen Stoffe enthalten, die ver-

unreinigtes Wasser reinigen können. Schon 0,1 Gramm Moringa-Samenpulver reichen aus, um 1 Liter Trinkwasser aufzubereiten. In den Moringa-Samen sind Stoffe enthalten, die sich mit den Schwebeteilchen im Wasser binden (koagulieren). Dadurch werden die Schwebeteilchen schwerer und sinken zu Boden. Weil Bakterien, Viren und Schimmel sich an die Schwebeteilchen binden, werden auch sie durch diesen Prozess abgetötet. Dabei entsteht aus verschmütztem Wasser sauberes Trinkwasser. In vielen Ballungsgebieten Afrikas reinigen Frauen in den Dörfern auf diese Weise mit Moringa-Samen das so dringend benötigte Wasser.

Die Wurzel

Die Wurzeln werden im Senegal und in Indien zerstampft zur Behandlung von Rheuma und Gelenkschmerzen genutzt. Auch bei Herz- und Kreislaufproblemen wenden die Einheimischen Wurzeln und Rinde an. Außerdem wirken Wurzeln und Rinde offenbar nervenstärkend und entzündungshemmend sowie anregend auf Appetit und Verdauung.

Die Rinde

Die Baumstammrinde verwenden die Einheimischen zur Herstellung von Seilen, Kordeln und Papier. Die Rinde und den Saft nutzen sie hauptsächlich für medizinische Zwecke. Der aus den Wurzeln gepresste Saft gilt zum Beispiel als hilfreich bei Halsentzündungen.

Der Wert der Inhaltsstoffe

Moringa enthält alle Nährstoffe, die wir in den verschiedenen Phasen unseres Lebens brauchen – angefangen von der Entwicklung des Babys im Mutterleib, über das jugendliche Wachstum, den Stress des Erwachsenendaseins, bis hinein ins hohe Alter mit seiner nachlassenden Vitalität und geringeren Widerstandskraft. Wer Moringa-Pulver regelmäßig zu sich nimmt, braucht nicht zu befürchten, dass es seinem Körper an den wichtigen Vitaminen A, B und C sowie an der notwendigen Grundversorgung mit Mineralstoffen, Proteinen und Aminosäuren fehlen wird.

Moringa enthält eine ungewöhnlich hohe Konzentration an hochwertigen, aufeinander abgestimmten Vitalstoffen, vor allem das erst vor Kurzem entdeckte Zeatin – ein Botenstoff, der dafür sorgt, dass der Körper alles

Moringa-Pulver wird häufig in Kapselform angeboten.

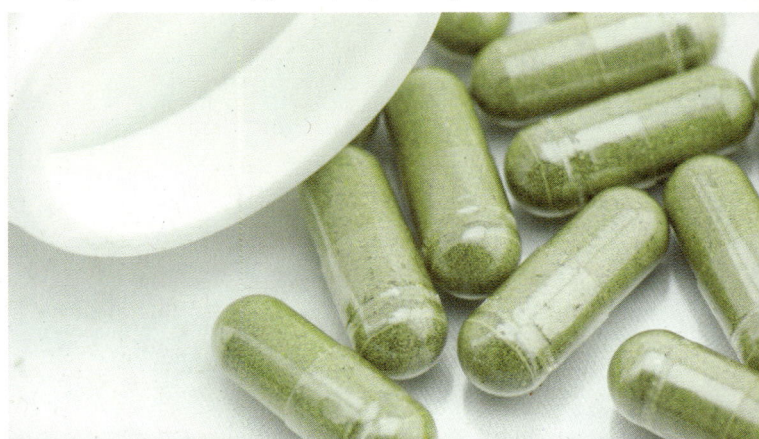

Wertvolle, was in Moringa an Vitaminen, Mineralstoffen und Spurenelementen enthalten ist, auch tatsächlich aufnehmen kann. Zeatin öffnet die Türen für die Vital-stoffe und begleitet sie im Körper bis zu dem Ort, an dem die Zellen sie benötigen und verbrauchen.

Außer Zeatin wirkt in Moringa noch eine Vielzahl weiterer Bestandteile. Bis heute kann die Wissenschaft die Wirkungsweise noch nicht vollständig erklären. So hat man z.B. festgestellt, dass bei unterernährten Menschen schon nach zehn Tagen eine erstaunliche Verbesserung des körperlichen Zustandes auftritt, wenn man ihnen Moringa gibt. Vergleichbare Ergebnisse erreichte man mit einer westlichen Nahrung aus Soja- und Milch-produkten erst nach sechs Monaten. Worauf diese Unterschiede letztlich zurückzuführen sind, ist bislang nicht bekannt.

Sojaprodukte enthalten nur halb so viel Eiweiß wie Moringa.

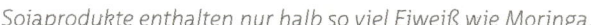

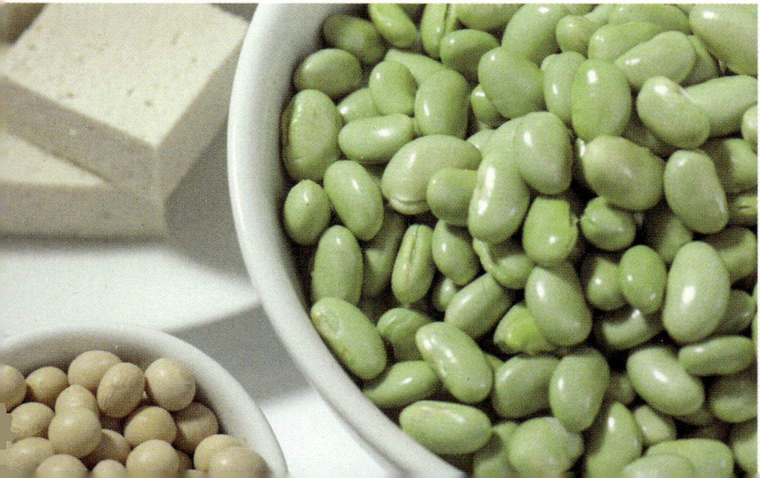

Das Pulver aus den Blättern des Moringa-Baumes ist ein rein natürliches, biologisches Produkt, das alle wertvollen Nährstoffe enthält, die in der Nahrungskette für Mensch und Tier unentbehrlich sind. Kombination und Zusammensetzung der Inhaltsstoffe des Moringa-Baums sind darin ausgewogen für den Organismus verfügbar.

Außer zahlreichen wirksamen sekundären Pflanzenbegleitstoffen, auf die noch näher einzugehen ist, enthält Moringa-Blattpulver große Mengen an Chlorophyll. Sie sind für die Vitalfunktionen des Körpers wichtig. Ohne Chlorophyll ist kein menschliches Leben möglich.
Im Jahre 1998 führten die *Research Association* und das *Department of Engineering* an der britischen Universität Leicester zusammen mit dem *Church World Service* und weiteren Organisationen eine Analyse von Moringa-Pulver durch. Dabei fand man in dem Pulver aus Früchten und Blättern des Moringa-Baumes in unterschiedlichen Mengen: Proteine, Fette, Kohlenhydrate, Ballaststoffe, Minerale wie Calcium, Magnesium, Phosphor, Kalium, Kupfer, Eisen, Schwefel, Oxalsäure, Vitamin A (Beta-Carotin), Vitamin B (Cholin), Vitamin B_1 (Thiamin), Vitamin B_2 (Riboflavin), Vitamin B_3 (Nikotinsäure), Vitamin C (Ascorbinsäure), Vitamin E, (Tocopherolacetat), Vitamin K, Vitamin P, Arginin, Histidin, Lysin, Tryptophan, Phenylalanin, Methionin, Threonin, Leucin, Isoleucin, Valin und Chlorophyll.

Aminosäuren

Aminosäuren sind die wichtigsten Bausteine unseres
Körpers. Sie dienen als Eiweißbausteine für die Körper-
proteine und sind Grundbestandteile, aus denen der
Körper von Mensch, Tier oder Pflanze besteht. Moringa
enthält 18 von 20 bekannten Aminosäuren. Einige
dieser Aminosäuren kann unser Organismus leicht selbst
herstellen, andere dagegen nicht. Als »essenziell« gelten
Aminosäuren, die der menschliche Körper im Gegensatz
zu den »nicht-essenziellen« Aminosäuren nur schwer
selbst herstellen kann. Deshalb empfehlen Experten,
die essenziellen Aminosäuren dem Organismus mit
der Nahrung oder durch natürliche Nahrungsergänzungen zuzuführen. Alle essenziellen Aminosäuren sind in
Moringa nachweisbar vorhanden. »Nicht-essenzielle«
Aminosäuren kann der gesunde Körper selbst herstellen,
wenn er die Bausteine dafür mit der täglichen Nahrung
erhält. Da unser modernes Nahrungsangebot meist nicht
optimal zusammengesetzt ist, fehlen unserem Stoffwechsel oftmals die Bausteine für die nicht-essenziellen
Aminosäuren. Moringa liefert sie.

Warum sind Aminosäuren so wichtig?

* Sie sind erforderlich, um die Wirkung von Enzymen
  zu entfalten.
* Sie unterstützen die Wirkung der Hormone.
* Der Körper braucht sie, um die Kraft der Antikörper
  zur Krankheitsabwehr entfalten zu können.

* Sie regulieren den Säuren-Basen-Haushalt.
* Sie transportieren Sauerstoff, Vitamine und Mineral-
  stoffe zu unseren Zellen.
* Sie bauen unseren Körper auf und halten ihn instand.
  Das gilt insbesondere für Knochen, Zähne, Haut,
  Bindegewebe, Haare und Blutgefäße.

Fehlt eine der Aminosäuren oder ist von einer der
Aminosäuren zu wenig vorhanden, so schränkt dieser Mangel auch die anderen Aminosäuren in ihrer
Wirkungsfähigkeit ein. Auf diese Weise vervielfältigt sich
jedes Defizit einer einzigen Aminosäure und breitet sich
auf verhängnisvolle Weise aus.
Moringa enthält die folgenden 18 Aminosäuren: Isoleucin, Leucin, Lysin, Methionin, Phenylalanin, Threonin,
Tryptophan, Valin, Alanin, Arginin, Thyrosin, Asparagin-
säure, Cystin, Serin, Glyzin, Histidin, Prolin und Glu-
taminsäure. Sie alle wirken wie Instrumente in einem
Orchester zusammen. Fehlt nur ein einziges Instru-

FÜR VEGETARIER

INFO

Vegetarier sollten darauf achten, eiweißreiche Nahrung
wie Bohnen, Erbsen, Soja und Nüsse mit Getreide- und
Reisprodukten zu kombinieren. Gerade für sie ist eine
Nahrungsanreicherung mit Moringa empfehlenswert.

ment, so stimmt das ganze Zusammenspiel nicht mehr.
Moringa sorgt dafür, dass das Orchester vollständig und
harmonisch zusammenspielen kann.

Antioxidantien

Moringa ist als Radikalenfänger stark in der körpereige-
nen Abwehr von Krankheiten. Freie Radikale sind hoch
reaktive Sauerstoffverbindungen. Bei ihnen handelt es
sich um besonders aggressive Moleküle, die bei fast
allen Stoffwechselvorgängen entstehen und dem Körper
sehr schaden können. Sie spielen allem Anschein nach
bei der Entstehung vieler Erkrankungen, vor allem bei
Krebs, eine wichtige Rolle. Freie Radikale bilden sich
verstärkt unter Einfluss von negativem Stress, Ozon,
UV-Strahlung, einseitiger Ernährung sowie Alkohol- und
Tabakkonsum. Gegen ihren schädlichen Einfluss wirken

*Antioxidantien sind nötig, um freie Radikale unschädlich
zu machen.*

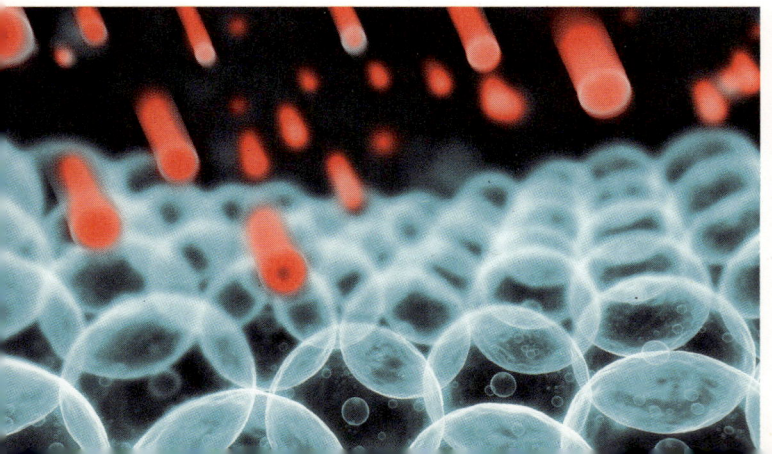

antioxidative Substanzen hilfreich. Sie kommen auf natürliche Weise in der Nahrung und im menschlichen Organismus vor. Antioxidantien sind zum Beispiel ein wichtiger Bestandteil der menschlichen Muttermilch. Sie wirken im Organismus des Babys als Radikalenfänger und helfen u. a. bei der Infektionsabwehr. Ein sehr wirksamer Radikalenfänger ist Vitamin C. Im Körper wird dieses Vitamin über die Blutbahnen transportiert. Dabei sorgt es im gesamten Körper gewissermaßen für »Sauberkeit«, indem es Radikale einfängt und unschädlich macht. Vitamin C hemmt Entzündungen. Solche entzündungshemmenden Stoffe wirken am besten, wenn sie mit anderen ähnlichen, natürlichen bioaktiven Stoffen kombiniert werden. Zusammen erreichen sie eine weitaus höhere Wirkung, als nur einer dieser Stoffe für sich allein.

Moringa enthält in erster Linie folgende Antioxidantien: die Vitamine A, C, E und K. Dazu kommen Magnesium, Zink, Selen, Leucin, Choline, Zeatin, Chlorophyll, Beta-Sitosterin, Kampferol, Quercetin, Rutin, Caffeoylquinic-Säure, Lutein, Zeaxanthin, Glutathione, Beta-Carotin, Alpha-Carotin und andere Carotine sowie Stigmasterol.

Moringa im ORAC-Test

Moringa hält mit 75.000 ORAC-Einheiten den Rekord unter den Pflanzen, wie das unabhängige Prüflabor für Lebensmittelchemie *Institut Prof. Dr. Georg Kurz* in Köln für auf Teneriffa gezüchtete Moringa-Sorten ermittelte.

Den nächst niedrigeren Wert mit 46.000 ORAC-Einheiten weist der Granatapfel auf, der wegen seines antioxidativen Potenzials allgemein hoch geschätzt wird.
Bekannt ist inzwischen: Freie Radikale sind aggressive Sauerstoffverbindungen, die nicht nur chronische Krankheiten verursachen, sondern auch Alterungsprozesse beschleunigen. Antioxidantien sind ihre Gegenspieler. Durch den ORAC-Test kann man feststellen, inwieweit ein Nahrungsmittel in der Lage ist, freie Radikale zu neutralisieren. ORAC bedeutet *Oxygen Radical Absorbance Capacity*, das ist die Fähigkeit zum Abfangen von Sauerstoffradikalen. Mithilfe dieses Tests kann die antioxidative Kapazität einer Probe angegeben werden. Der ORAC-Wert wird häufig für Lebensmittel bestimmt.
Die ORAC-Messung ist auf wasserlösliche und fettlösliche Antioxidantien anwendbar. Im Vergleich mit anderen Methoden zur Bestimmung der antioxidativen Kapazität wird bei der ORAC-Messung die antioxidative Reaktion während ihres gesamten Verlaufes beobachtet und nicht nur zu einem bestimmten Zeitpunkt gemessen. Mit diesem Test lässt sich daher auch feststellen, wie lange es dauert, bis die antioxidative Wirkung abklingt. Die Aufnahme von 5.000 bis 6.000 ORAC-Einheiten pro Tag genügt, um einen guten Krankheitsschutz für Körper und Gehirn zu bieten. Dieselben Antioxidantien, die den Körper vor Krebs, Schlaganfall und Herzinfarkt schützen, schützen auch das Gehirn vor Degeneration und Zerfall. Im Tierversuch konnten Obst und Gemüse mit hohen

ORAC-Werten Erinnerungsverluste und Lerndefizite bei älteren Tieren ausgleichen und teilweise sogar rückgängig machen. Lebensmittel mit hohem antioxidativem Potenzial sind besonders wichtig für ältere Menschen, die ihren Lebensabend mit hoher Lebensqualität und möglichst ohne Krankheiten oder Demenz genießen wollen. Mit nur 10 Gramm Moringa-Blattpulver täglich nehmen wir schon genügend ORAC-Einheiten auf, um unseren antioxidativen Schutzschild optimal zu stärken.

Mineralstoffe

Kalzium ist notwendig für das Knochenwachstum. Moringa enthält davon 440 Milligramm pro 100 Gramm. Außerdem enthält Moringa Zink für das Immunsystem, Magnesium für Herz, Knochen und Zähne und Eisen für Blutbildung und Immunsystem. 25 Gramm Blattpulver decken den Tagesbedarf.

Weitere lebenswichtige Mineralien in Moringa sind: Kupfer für die Nerven, Selen als Krebsschutz und Schwefel für die Entgiftung. Nicht ganz einfach ist es, dem Körper die Mineralien, die er benötigt, in einer Form anzubieten,

ZITAT

Der Moringa-Forscher Professor Claus Barta ist überzeugt: »Man optimiert mit Moringa-Pulver den Mineralienhaushalt und den Organ-, Zell- und Energiestoffwechsel.«

in der er sie auch verwerten kann. Isolierte und anorganische Mineralien aus dem Labor sind keine Alternative für
eine gesunde, mineralstoffreiche Ernährung aus natürlichen Quellen. Im Gegenteil: Anorganische Mineralstoffe
können zu Arterienverkalkung führen, zu Ablagerungen
an den Arterien-Innenwänden. So erhöht sich das Risiko
für Herzinfarkt und Schlaganfall. Der Körper ist mit der
Verwertung von Einzelstoffen oft überfordert. Wer zu
viel Magnesium zu sich nimmt, reduziert die Aufnahme
von Fluor. Isoliertes Calcium vermindert die Aufnahme
von Eisen und Magnesium. Eisen kann Vitamin C deak-
tivieren und oxidieren, Selen die Aufnahme von Zink
reduzieren.

Der Körper ist auf natürliche, ganze Pflanzen program-
miert. Aus ihnen kann er die notwendigen Mineralstoffe
am besten aufnehmen. Der Autor Claus Barta erklärt
dazu: »Moringa-Pulver ist weit mehr als nur ein paar
basische Mineralien. Diese enthält Moringa-Blattpulver
zwar auch, aber der entscheidende Vorteil von Moringa
ist der Verbund aller Mineralien mit sekundären Pflan-
zenstoffen, Vitaminen und Hormon- und Enzymbaustei-
nen.« Die ganze Pflanze ist eben weit mehr als nur die
Summe ihrer einzelnen Bestandteile.

Vitamine

»Pflanzt man Moringa Oleifera an, so wachsen die
Vitamine direkt vor der Haustür«, schreibt die Organisa-
tion *Trees for Life* im Internet. Sie sieht ihre Kernaufgabe

darin, die Ernährungslage der Menschen in den Entwicklungsländern zu verbessern. Nicht nur in den Entwicklungsländern, sondern ebenso bei uns ist der Vitamingehalt der Lebensmittel in den vergangenen Jahrzehnten dramatisch zurückgegangen. So enthalten Äpfel oft nur noch 20 Prozent ihres ursprünglichen Gehalts an Vitamin C. Der Vitamin-C-Gehalt von Erdbeeren hat allein in den Jahren von 1985 bis 2002 um 87 Prozent abgenommen. Der Beta-Carotin-Gehalt in Fenchel ist in den letzten beiden Jahrzehnten um 80 Prozent gesunken. Bei anderen Obst- und Gemüsesorten sieht es nicht besser aus. Lange Transportwege, ausgelaugte Böden, Intensivnutzung, saurer Regen und Stickstoffdüngung spielen dabei offensichtlich eine entscheidende Rolle. Das Schlucken von Vitaminpillen ist keine wirkliche Lösung

Die moderne Landwirtschaft konzentriert sich auf die Massenproduktion von Lebensmitteln.

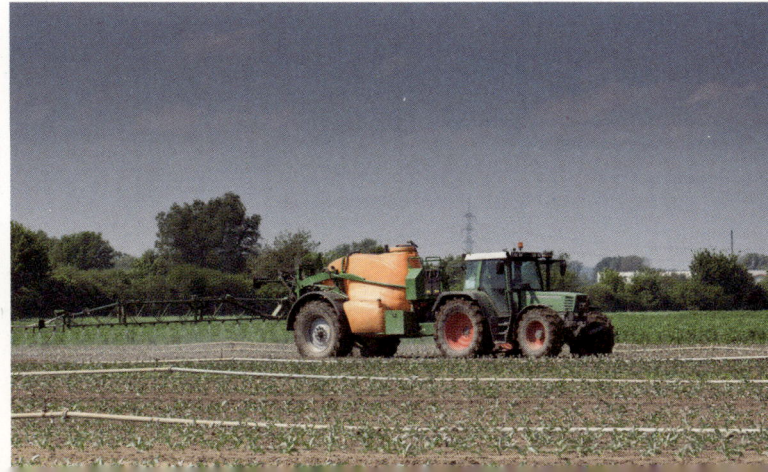

für dieses Problem, denn die Inhaltsstoffe kann der Körper schlecht aufnehmen. Sie können – bei den fettlöslichen Vitaminen A, D, E und K – sogar toxisch wirken. Der Arzt Dr. Hans-Joachim Paulski erklärt dies in einem 2008 gehaltenen Vortrag mit einem sehr anschaulichen Bild: »Unser Körper kann synthetisch hergestellte Vitamine ebenso wenig entschlüsseln, als wenn du in Peking versuchst, das in chinesischen Schriftzeichen gehaltene Hinweisschild zur nächsten öffentlichen Toilette zu entziffern.«

Der Vitaminbedarf hat durch unseren modernen Lebensstil nicht abgenommen, sondern er nimmt zu. Frauen, die die Antibabypille einnehmen, ebenso Menschen, die rauchen oder unter Dauerstress und Umweltbelastungen leiden, haben einen deutlich erhöhten Vitaminbedarf gegenüber den Menschen früherer Zeiten.

ZITAT

»Bis zu 70 Prozent der Vitamin-A-Versorgung in Deutschland müssen über Beta-Carotin sichergestellt werden. Unsere Resultate deuten darauf hin, dass das Beta-Carotin aus frischen und dehydrierten Blättern des Moringa-Baumes im höchsten Maße biologisch verfügbar ist und einen Vitamin-A-Mangel bei Tieren und Menschen effizient auszugleichen vermag.«

Prof. Dr. med. Hans Konrad Biesalski, Universität Hohenheim (Stuttgart),
Functional Feed, Landinfo 3/2003, S. 40

Moringa enthält extrem viel Vitamin C, ein wesentliches Antioxidans, das die Aufnahme von Eisen und Kalzium verbessert und das Immunsystem und somit die Abwehr von Krankheiten aller Art stärkt. 100 Gramm Moringa-Blätter enthalten 200 Milligramm Vitamin C. Bestandteile des Moringa-Baums enthalten außerdem sämtliche B-Vitamine, die »Nervenvitamine«. Sie stärken die Nerven und schützen vor Stressbelastung. Moringa ist auch reich an Vitamin A, das wichtig für Augen, Blutbildung und das Immunsystem ist.

Zusätzlich enthält Moringa Vitamin E, das Fruchtbarkeitsvitamin, das daneben wichtig für das Immunsystem und für die Leber ist. Schon 15 Gramm Moringa-Blattpulver decken den Tagesbedarf.

In Moringa findet sich sogar Vitamin B_{12} als Cobalamin, einer vom Körper aufnehmbaren Form, mit 1,4 Mikrogramm pro 100 Gramm. Der Körper kann Vitamin B_{12} nur in Gestalt von Cobalamin, nicht dagegen in anderen Formen verwerten. Vegetarier und besonders Veganer sind von einem Vitamin-B_{12}-Mangel bedroht und damit u.a. von Anämie oder Blutarmut, aber auch von Nerven- und Konzentrationsschwäche. Gerade für sie empfiehlt es sich, ihre Ernährung mit Moringa zu ergänzen. Es gibt bereits 700.000 Veganer in Deutschland. Die Tendenz ist steigend. Fortgesetzte Skandale in der Lebensmittelbranche schrecken immer mehr Menschen ab, ihre gewohnte Ernährungsweise mit – meist viel zu hohem – Fleischkonsum beizubehalten.

Eiweiß, Chlorophyll und Polyphenole

Grüne Pflanzen mit hohem Eiweißgehalt gehören zu den wirksamsten Lebenselixieren, die uns die Natur zu bieten hat. Moringa-Blattpulver besteht zu 45 Prozent aus Eiweiß. Im Vergleich dazu enthält Vollkornweizenmehl nur 10 Prozent Eiweiß, Milch 3 Prozent, Eier 12 Prozent und Steak 16 Prozent. Ein verbreitetes Vorurteil ist, Eiweiß tierischen Ursprungs sei besonders wertvoll. Im Gegenteil benötigt es eine lange Verdauungszeit und hinterlässt schädliche Rückstände im Darm. Sie können dann zum Auslöser von Allergien und anderen Krankheiten werden. Die Stoffwechselorgane verbrauchen bei der Verarbeitung von tierischem Eiweiß unnötig viel Energie, um daraus körpereigene Aminosäuren herzustellen. Bei

Tierisches Eiweiß sollte bei der Versorgung mit Protein nicht die erste Wahl sein.

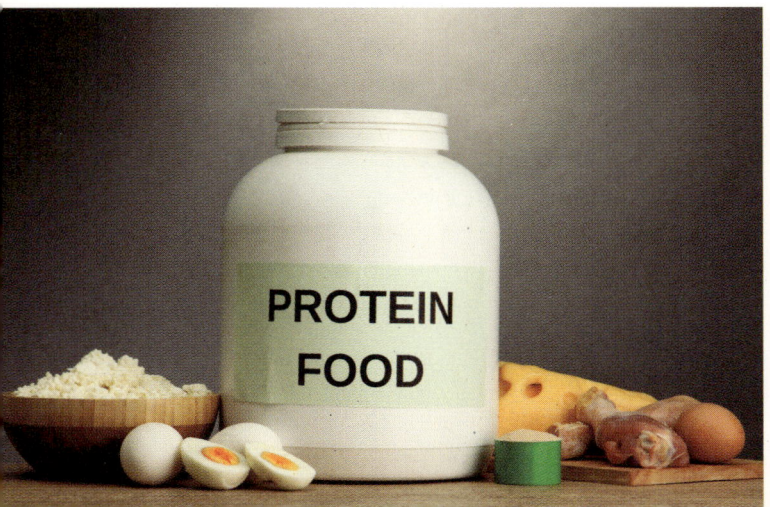

der Fleischverdauung werden zudem Purine und Harnstoff als Abbauprodukte produziert, die den Organismus übersäuern, ihn unnötig belasten und die Darmzotten verschlacken. Das Entstehen von Gicht und Rheuma wird so begünstigt. Zu viel Fett und Cholesterin belasten den Organismus zusätzlich. Moringa ist dagegen eine hochwertige, vollständige Eiweißquelle. Der Körper kann die darin enthaltenen Stoffe zu mehr als 90 Prozent verwerten, ohne dass unerwünschte Begleiterscheinungen wie Arterienverkalkung und Allergien entstehen.

Deshalb ist Moringa ideal für alle Menschen mit erhöhtem Eiweißbedarf, für Kinder und Jugendliche, für Sportler wie für Kranke, Geistesarbeiter, Kreative, Schwangere, Stillende, für Veganer und für Menschen mit chronischer Stressbelastung.

Wahrscheinlich ist Moringa die chlorophyllhaltigste Pflanze der Welt. Für die Entdeckung der Ähnlichkeit des Chlorophylls mit dem Blutfarbstoff Hämoglobin erhielt Professor Richard Willstätter, der als Forscher in München und Berlin arbeitete, schon 1915 den Nobelpreis für Chemie. Chlorophyll hilft bei Blutarmut, es stärkt Muskeln, Nerven, Herz und Lunge, hemmt die Entwicklung von Tumoren, steigert die Sauerstoffaufnahme des Gehirns und fördert dadurch die geistige Fitness.

Ungewöhnlich hoch in Moringa ist der Anteil an Polyphenolen, den pflanzlichen Alleskönnern. Die in der Pflanze enthaltenen bioaktiven Substanzen, vor allem die Catechine, schützen vor Krebs und Entzündungen. Moringa enthält fünf Mal so viele Polyphenole wie Soja. Polyphenole verbessern die Hautstruktur und die Hautfunktion. Catechine wie Ellagsäure, bekannt aus Grüntee, fördern den Zelltod (die Apoptose) von Krebszellen. Die entarteten Zellen begehen sozusagen Selbstmord. Polyphenole stärken außerdem das Herz.

Polyphenole zählen zu den starken Abwehrhelfern im Körper. Ihre Wirkung ist:

* antikanzerogen,
* antioxidativ,
* antimikrobiell,
* antiviral,
* immunstärkend,
* entzündungshemmend,
* vorbeugend gegen die Volkskrankheiten Herzinfarkt und Schlaganfall.

Folgende gesundheitsfördernde Vitamine sind in Moringa-Blattpulver enthalten: A, B, B_1, B_2, B_3, B_5, B_6, B_7, B_9, C, D, E, K, P.
Außerdem kommen darin mehr als 46 Antioxidantien vor, zusätzlich zu dem bereits genannten Botenstoff Zeatin und Chlorophyll als Pflanzen-Grundnährstoff. Der Botenstoff Zeatin ist ein natürliches Anti-Aging-Hormon mit so faszinierender Bedeutung für die Gesundheit der Menschen, dass seine Wirkungsweise im folgenden Kapitel näher dargestellt werden soll.

Jungbrunnen-Hormone

Zeatin gehört zu den als Wachstumshormone bekannten Zytokinen: Moringa hat davon den höchsten Gehalt aller Pflanzen. Zeatin wirkt als Anti-Aging von innen und außen für Haut und Organe, beugt Alzheimer vor, wirkt als kraftvolles Antioxidans und außerdem krebsvorbeugend. Darüber hinaus verachtfacht Zeatin die Nährstoffaufnahme der Zelle, fördert optimales Zellwachstum und gesunde Zellteilung und hilft bei Menstruations- und Wechseljahresbeschwerden.

Die Moringa-Experten Erwin Bruhns und Hanspeter Z'graggen kommen zu dem Ergebnis: »Moringa ist die einzige zur Zeit bekannte Pflanze, die in ausreichendem Maße regenerativ diesen (...) ungemein wichtigen natürlichen Botenstoff Zeatin produziert, der wiederum erst die für uns lebenswichtigen Aminosäuren, Vitamine, Öle, Antioxidantien und Mineralien da einsetzt, wo wir sie wirklich benötigen und wo sie tatsächlich (...) bei der Linderung eines Gesundheitsproblems helfen.«

Das Moringa-Blatt weist mit bis zu 0,2 Mikrogramm pro Gramm die 1.000-fache Konzentration an Zeatin gegenüber anderen Pflanzen auf, wie Analysen von Dr. Lowell J. Fuglie belegen. Professor Roitsch vom *Biozentrum der Universität Würzburg* bezeichnet Zytokine wie Zeatin als »Jungbrunnen-Hormone der Natur«. Zeatin erwies sich in den Studien der Universität Aarhus in Dänemark als äußerst wirksam zur Behandlung von Hautschädigungen durch Sonnenlicht und bei allgemeinen

Alterungserscheinungen wie Falten und Altersflecken. Zeatin aktiviert die Eigenproduktion von Kollagen. Die Haut wird so wesentlich elastischer und fester. In den USA gibt es Haut- und Haarpflegeprodukte auf Zeatin-Basis auf dem Markt, die allerdings (noch) recht teuer sind. Zeatin schützt das Gehirn vor Proteinablagerungen, den sogenannten Amyloid-Plaques, und damit vor Demenz und Alzheimer.

Zeatin hilft auch, Krebserkrankungen zu verhindern, indem es die Zellen veranlasst, sich wieder zu differenzieren und ihre Wachstumsrate zu normalisieren. Moringa sorgt mit seinem Reichtum an Zeatin für gesundes Zellwachstum und hilft dem Körper, sein gesundes Gleichgewicht, die Homöostase, herzustellen und aufrechtzuerhalten.

Moringa ist auch bei Diabetes von Nutzen. Seit uralter Zeit gilt es in der indischen Ayurvedalehre als Diabetes-Mittel. Diese Wirkung erklärt sich, weil es den Blutzucker senkt und die Inhaltsstoffe Chrom, Zink, Magnesium, Vitamin E und C die Insulinproduktion ankurbeln.

Biophotonen

Moringa zeichnet sich durch hohe Biophotonenwerte aus, wie bei einer so vitalen Pflanzennahrung kaum anders zu erwarten. Alles, was lebt, sendet Biophotonen aus. Das sind kleine Lichtteilchen, die eine lebenswichtige Ordnungskraft entfalten. Durch ihre – unter Experten zwar noch immer umstrittene – Entdeckung wurde der

deutsche Biophysiker Professor Fritz-Albert Popp welt-
berühmt. Biophotonen kann man im Elektronenmikro-
skop nachweisen. Durch Biophotonen kommunizieren
unsere Zellen miteinander.

Die Biophotonen
werden durch
von Sonnenlicht
angeregte Elektro-
nen erzeugt. Wenn
das höhere Energieni-
veau anschließend absinkt,
strahlen sie Licht ab. Bei einem
Blatt beispielsweise, das vor längerer
Zeit gepflückt wurde, fällt die Abstrahlkurve
schneller ab als bei einem frisch gepflückten Blatt. Das
Gleiche kann man an Obst oder Gemüse beobachten,
das längere Zeit gelagert wurde. Die Biophotonenstrah-
lung ist bei frischem Obst und Gemüse aus biologischem Anbau am stärksten. Sie sinkt mit der Dauer der
Lagerung drastisch.

Krankheiten sind nach Fritz-Albert Popp neben anderen
Gründen vor allem auf Lichtmangel zurückzuführen. Der
Großteil unserer industriell hergestellten Nahrung ist
extrem arm an Biophotonen. Organismen halten sich auf
einer hohen »Ordnungsstufe«, indem sie als »Lichtsau-
ger« fortwährend Ordnung aus ihrer Umgebung aufnehmen, so der österreichische Nobelpreisträger und
Physiker Professor Erwin Schrödinger (1887–1961).

Wo und wie kann Moringa helfen?

Wie auf den letzten Seiten dargestellt wurde, ist Moringa eine äußerst vielseitige Pflanze mit wertvollen Inhaltsstoffen, die dem menschlichen Organismus helfen können.

Salvestrole: die Antwort der Natur auf Krebs

Spezielle Pflanzensubstanzen, sogenannte Salvestrole, regen im Menschen ein Enzym an, das Krebs zum Stillstand und sogar zum Verschwinden bringen kann. Das entdeckten britische Forscher um Professor Dan Burke und Professor Gerry Potter. Ihre Ergebnisse sind so interessant, dass es sich lohnt, einen näheren Blick darauf zu werfen.

Unser Organismus kann sich unter Umständen selbst von Tumorzellen befreien und Krebs heilen: Was er dazu dringend braucht, sind bestimmte Pflanzenstoffe, wie sie ein natürlich gewachsenes Obst und Gemüse liefert, allerdings fast nur noch, wenn es aus Bio-Anbau stammt. Salvestrole heißen diese speziellen sekundären Pflanzenstoffe, die zum natürlichen Abwehrmechanismus der Pflanze gehören. Die Pflanze bildet sie als Reaktion, wenn sie von Krankheitserregern angegriffen wird. Befällt beispielsweise ein Pilz eine Frucht, so bildet die Pflanze an der Angriffsstelle ein für diesen Krankheitserreger spezifisches Salvestrol, das sich dann in der Schale der Frucht und besonders in der angegriffenen Stelle befindet. Genau diese Schutzstoffe der Pflanze aber benötigen wir in unserer Nahrung, damit sich unser Organismus schützen kann – vor allem gegen Krebs. Nehmen wir genügend dieser Salvestrole zu uns, so kann ein Tumor sogar zum Verschwinden gebracht werden – mit nichts anderem als natürlicher Nahrung. Nur: Konventionell angebautes Gemüse, Früchte und Kräuter werden mit künstlichen »Pflanzenschutzmitteln« gespritzt. Sie bilden daher selbst kaum noch die eigenen Schutzstoffe. So enthält unsere heutige Kost nur noch sehr wenig Salvestrole. Abhilfe bringt da nur der konsequente Umstieg auf Biokost oder die gezielte Nahrungsergänzung mit Salvestrole-Extrakten – oder eben mit Moringa.

Am Anfang dieser Erkenntnisse stand eine Entdeckung der Zellforscher: Professor Dan Burke und seine Forschergruppe an der Universität Aberdeen entdeckten in

Bio-Obst und Gemüse bilden die gesunden Salvestrole, weil sie nicht chemisch behandelt sind.

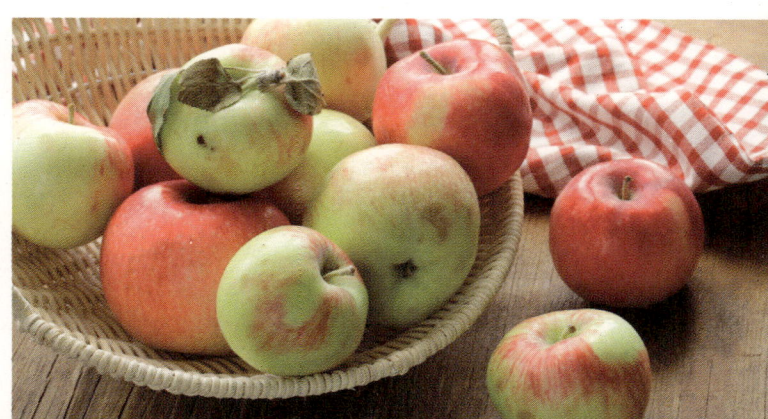

den 90er-Jahren den grundlegenden Mechanismus, wie sich unser Körper gegen Krebs wehren kann. Als Schlüssel fanden die Biologen in Tumorzellen ein neues Enzym, das sie CYP1B1 nannten. Wird dieses Enzym aktiviert, so bewirkt es im Körper die Entgiftung von schädlichen Stoffwechselprodukten, körperfremden Giften sowie krebserregenden Stoffen, Pestiziden, Umweltgiften und Ähnlichem. Das Besondere dabei ist, dass dieses Enzym nur in Krebszellen und in Zellen im Vorstadium zum Krebs zu finden ist, nie aber in gesunden Zellen.

Im menschlichen Körper entstehen jeden Tag schätzungsweise tausend Krebszellen. Das ist an sich nicht weiter dramatisch. Denn normalerweise ist der Organismus in der Lage, sie schnell abzubauen, sodass diese »entgleisten« Zellen nicht zu einer Tumorbildung führen. Schlimm wird die Situation erst, wenn die körpereigene Abwehr es nicht mehr schafft, die Krebszellen zu beseitigen.

INFO

DER ANBAU IST ENTSCHEIDEND

Soweit sie nicht wild in freier Natur gewachsen sind, sollten alle genannten Pflanzen und Früchte unbedingt aus anerkanntem Bio-Anbau stammen. Nur dann kann man sicher sein, dass sie krebshemmende Salvestrole auch tatsächlich enthalten.

Natürliche Helfer

Wichtige biologische Quellen für die krebsbekämpfenden Salvestrole sind:

* Blattgemüse, Artischocken, Spargel, Brunnenkresse, Rauke, alle Kohlsorten, Paprika, Avocado, Sojabohnensprossen, Wildmöhren, Sellerie, Salatgurke, Spinat, Kürbis, Zucchini, Aubergine
* rote Früchte, vor allem Himbeeren, Johannisbeeren, Weintrauben, Erdbeeren, ebenso Äpfel, Pflaumen, Oliven, Feigen, Mandarinen, Orangen, Maulbeeren, Birnen, Melonen, Ananas und Mango
* Gewürzkräuter und Tees, z.B. Petersilie, Basilikum, Rosmarin, Thymian, Salbei, Minze, Löwenzahn, Rooibos, Wegerich, Hagebutte, Mariendistel, Weißdorn(beeren), Kamille, Odermennig, Zitronenverbene

Die Bezeichnung Salvestrole kommt übrigens von dem lateinischen Wort *salvare,* das bedeutet *retten.* Oft sind es bitter oder scharf schmeckende Pflanzenstoffe, die als Salvestrole wirken. Moringa mit seinem leicht scharfen Geschmack, der ihm den Namen »Meerrettichbaum« eingebracht hat, enthält viel davon. Genau diese bitteren und scharfen Geschmacksstoffe hat man den »modernen« Gemüsen immer mehr weggezüchtet. Die Kunden mochten das Bittere nicht so gern. Deshalb können die Pflanzen heute nur noch wenig Salvestrole für ihren Schutz bilden. Seit einigen Jahren forscht man in England nach alten Gemüse- und Obstsorten, die von Natur aus mehr Salvestrole enthalten. Um einen besseren Schutz vor Krebserkrankungen zu erreichen, ist es also ratsam, dem Körper durch den Verzehr unverarbeiteter, biologisch angebauter Gemüse, Früchte und Gewürzkräuter mehr Salvestrole zuzuführen. Schonende Zubereitungen des Gemüses, um die Salvestrole zu erhalten, sind Dampfgaren und Zubereiten im Wok. In der Regel sind Salvestrole ziemlich hitzestabil. Doch Kochwasser laugt sie aus. »Zusammen mit einer vermehrten Sauerstoffaufnahme durch körperliche Bewegung können so die Salvestrole einen bedeutsamen Beitrag zur Genesung von Krebserkrankungen leisten«, betont Professor Burke. Die Wirkung der Salvestrole ist eindrucksvoll: In Laborversuchen waren die Pflanzenwirkstoffe imstande, Tumorzellen zu vernichten, die aus Gehirn-, Brust-, Prostata-, Mastdarm-, Eierstock-, Hoden- und Lungenkrebsgeschwüren stammten. Praxiserfahrungen mit Krebspatienten (nach Arndt 2010, 49–51; Schaefer et. al. 2010) zeigen ebenfalls ermutigende Ergebnisse:

Fallbeispiele

Ein 69-jähriger Mann litt an einer sieben Zentimeter großen Lungenkrebs-Geschwulst. Seine Lebenserwartung schätzten die Ärzte auf acht bis achtzehn Monate. Sie entließen ihn als unheilbar nach Hause. Dort begann er eine Ernährung mit frischem Obst, Gemüse und Saft aus biologischem Anbau. Fleisch, raffinierten Zucker und

Milchprodukte verbannte er ganz aus seiner Ernährung. Außerdem nahm er Salvestrole in hoher Dosierung ein. Schon eine Woche später hustete er kein Blut mehr. Der anstehende Eingriff wurde sechs Wochen nach Beginn der Ernährungsumstellung durchgeführt. Doch anstatt wie geplant einen Lungenlappen zu entfernen, musste der Chirurg nur noch den geschrumpften Tumor und einige Lymphknoten herausnehmen. Die Analyse der Lymphknoten ergab dann, dass sie nicht kanzerös waren, und der Patient wurde als frei von Krebs eingestuft.

Bei einer 36-jährigen Frau stellten die Ärzte einen aggressiven Brustkrebs fest. Chemotherapie wurde begonnen, aber zusätzlich nahm die Patientin täglich Kapseln mit hoher Salvestrol-Dosis zu sich. Vor ihrer dritten Chemotherapie wurde sie untersucht und zur Überraschung waren die Tumore verschwunden. Die Mammografie ließ nur noch einen leichten Schatten erkennen.

Ein 74-jähriger Mann erkrankte an Prostatakrebs. Operation und Strahlentherapie kamen nicht in Betracht. Die Ärzte verordneten dem Patienten in vierteljährlichen Abständen eine Behandlung mit einem synthetischen Hormon, was bis zum Lebensende fortgeführt werden sollte. Zu dieser Zeit begann der Patient mit einer Salvestrol-Nahrungsergänzung. Ein Jahr später waren alle Prostata-Werte normal und keine anderen Behandlungen mehr nötig.

Bei einer 94-jährigen Frau stellten die Ärzte Hautkrebs am Fuß fest. Weitere kleinere schwarze Flecken waren auf dem ganzen Körper verteilt. Der Krebs hatte auf keine der Behandlungen angesprochen. Die Lebenserwartung der Patientin schätzte man auf zirka zwei Wochen. Die Familie nahm die Kranke aus dem Altersheim mit nach Hause und stellte die Ernährung auf eine biologische, gesunde Kost um. Außerdem erhielt die Frau über den Tag verteilt Salvestrol-Kapseln in hoher Dosierung. Auf das Melanom wurde täglich eine spezielle Salvestrol-Creme aufgetragen. Ein Arzt für Naturheilverfahren empfahl außerdem eine spezielle entzündungshemmende Diät ohne Fleisch und mit nur wenig Milchprodukten sowie die ergänzende Einnahme von Vitaminen und Antioxidantien. Entgegen der Prognose erholte sich die 94-jährige Frau zusehends. Nach einem Jahr wurde sie zu aller Überraschung als vollkommen krebsfrei eingestuft.

Zwar gibt es inzwischen schon eine ganze Reihe von Fallberichten. Eine umfangreichere klinische Studie mit Patienten fehlt jedoch bislang noch. Die bisherigen Ergebnisse deuten aber auf einen wirksamen Weg zur Selbstheilung bei Krebs und zur Krebsvorbeugung hin. Um diesen Weg zu gehen, scheinen reichlich Bio-Obst und Bio-Gemüse und eine zusätzliche Nahrungsergänzung mit Salvestrolen hilfreich. Moringa kann hier ein weiterer Baustein zur natürlichen Krebsbekämpfung sein.

Hilfe bei seelischen Leiden

Moringa ist eine Pflanze nicht nur mit Heilpotenzial für den Körper, sondern ebenso für die Seele. Die in ihr enthaltenen Vitalstoffe stärken Psyche und Nerven. Sie schützen vor Alzheimer und Demenz. Ebenso verbessern sie Gedächtnis und Konzentration, indem sie die Funktionen von Neurotransmittern und Botenstoffen stärken. Daher ist Moringa optimal für alle Geistesarbeiter, für Schulkinder und für ältere Menschen, besonders wenn deren Abwehrkraft geschwächt ist.

Moringa schützt vor Burn-out. Die Pflanze fördert die Ausschüttung von DHEA und Serotonin. Sie schützt damit vor Stress. Der Botenstoff Serotonin wirkt stimmungsaufhellend. DHEA gilt als das Anti-Aging-Hormon schlechthin. Es steuert zahlreiche Prozesse im Körper und hilft unter anderem beim Einfangen freier Radikale.

Moringa stärkt Körper und Seele und schenkt Lebenskraft in jeder Lebensphase.

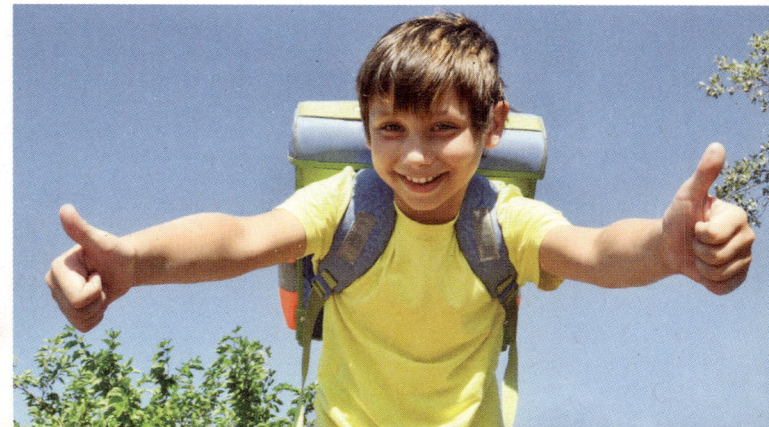

Moringa für Mutter und Kind

Moringa liefert eine bessere Nährstoffversorgung für
Mutter und Ungeborenes in der Schwangerschaft und
schützt beide vor Mangelzuständen auch in der Zeit nach
der Geburt.

Stillende Frauen, die Moringa nehmen, haben ein Drittel
mehr Muttermilch mit besserer Qualität dank Beta-Caro-
tinen, Kalzium und wertvollen Fettsäuren. Die Pflanze
schützt zudem vor dem sogenannten Baby-Blues (post-
natale Depression). Moringa ist eine wertvolle Hilfe für
Mutter und Kind besonders in den Entwicklungsländern:
Mütter, die die Pflanze zu sich nehmen, haben Kinder
mit gesundem Geburtsgewicht. Ihre Babys entwickeln
sich positiv.

Hilfe bei Verdauungsproblemen

Moringa sorgt für eine gute Verdauung, indem es die
Darmflora gesund erhält und das Säure-Basen-Gleich-
gewicht zwischen Körper und Darm herstellt. Die
»Wunderpflanze« entgiftet die Leber durch Bitterstoffe,
Mineralien, Vitamin E und die B-Vitamine. Sie schützt
nachweislich vor Leberschäden durch Paracetamol,
Antituberkulosemedikamente, Alkoholmissbrauch und
Strahlenschäden. Mit Moringa wird es auf einfache
Weise möglich, sein Idealgewicht zu erhalten. Der Körper
bekommt die Nährstoffe, die er braucht, und ist schneller
satt und zufrieden. Bitterstoffe und Enzyme regen den
Stoffwechsel an.

Schutzschild für Senioren

Moringa bekämpft verbreitete Vitalstoffmängel bei Senioren. Mehr als 60 Prozent der über 60-Jährigen leiden unter Mangelzuständen. Der Körper kann in höherem Alter wertvolle Nährstoffe nicht mehr so gut aufnehmen. Deshalb ist es notwendig, sie ihm verstärkt mit der Nahrung zuzuführen. Moringa steigert Wachsamkeit und Tatkraft und liefert einen antioxidativen Schutzschild auch für das Gehirn gegen Alzheimer und Demenz. Moringa fördert die Nährstoffaufnahme besonders durch das bereits ausführlich beschriebene Zeatin (siehe Seite 39 f.). Die Vitalstoffaufnahme verbessert sich so um das Achtfache.

Mehr Ausdauer im Sport

Moringa stärkt die Ausdauer im Sport. Es stoppt die Radikalenbildung, fördert die optimale Nährstoffversorgung und steigert die Fitness bei Hobbysportlern ebenso wie bei Profis – ohne Konflikte mit den Dopingbestimmungen herbeizuführen.

Haut- und Haarschutz mit Moringa-Öl

Moringa sorgt für eine schöne Haut. Moringa-Öl ist chemisch stabil durch seine mittelkettigen Fettsäuren. Es schützt vor freien Radikalen, den wichtigsten Verursachern von Falten und Altersflecken. Moringa verjüngt Haut und Haar durch Lutein und Zeatin. Das Lycopin in Moringa schützt vor Schäden durch UV-Licht. Das OPC in Moringa regeneriert Kollagen in der Haut und im Bindegewebe. Kollagen findet als Wirkstoff in der Kosmetik Anwendung und ist vor allem zu Anti-Aging-Zwecken gefragt, da es das Altern der Haut vermindert. OPC ist die Kurzbezeichnung für Oligomere Proanthocyanidine. Diese sekundären Pflanzenstoffe aus der Gruppe der Polyphenole gehören zu den stärksten bekannten Antioxidantien. Sie sind ganz besonders zahlreich in den Kernen und der Haut von blauen Weintrauben zu finden, aber ebenso in Moringa.

Moringa stärkt die Leberfunktion und entlastet damit die Ausscheidung durch die Haut. Haare und Fingernägel werden stark und glänzend.

Bereits die alten Ägypter, Griechen und Römer wussten Öl aus Moringa-Samen (auch Behen-Öl genannt)

Moringa dient der Schönheit: innerlich wie äußerlich.

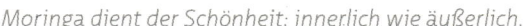

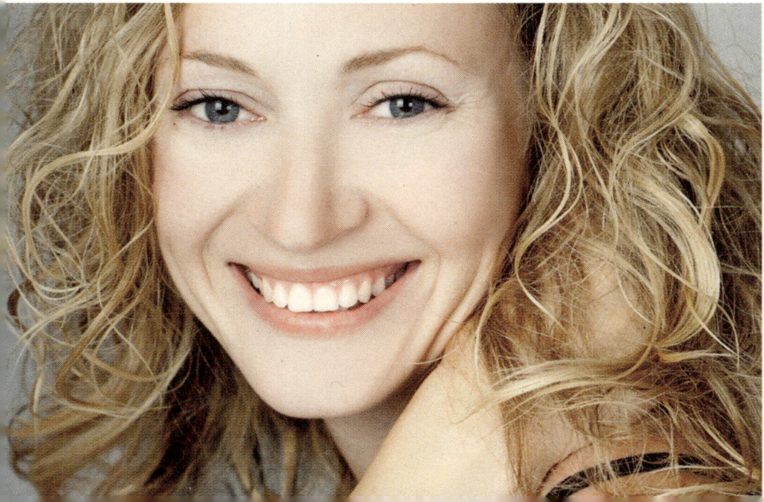

zu schätzen. In Ägypten verwendete man es schon vor mehr als 2.000 Jahren als Speiseöl und für die Haut- und Wundpflege. Damals war Behen-Öl das am häufigsten zu medizinischen Zwecken verwendete Pflanzenöl. Die Menschen der Antike nutzten es als Lebensmittel, als Kosmetikum für den Schutz und die Pflege der Haut und als Grundlage für Parfüms. Schon damals stellte man aus Moringa-Öl hochwertige Seifen und Cremes her.

Die Fettsäuren Linol- und Alpha-Linolensäure in Moringa-Öl sind wichtig für den Gewebe- und Hormonhaushalt, für das Immunsystem, die Fortpflanzung, Atmung, Nerven, vor allem aber für Herz und Kreislauf. Moringa enthält außergewöhnlich viele gesunde Omega-3-Fettsäuren. Moringa-Öl schützt die wertvollen Fettsäuren vor Oxidation und liefert die Rohstoffe für Enzyme, die für die Umwandlung von Omega-3-Fettsäuren in EPA und DHA notwendig sind. EPA und DHA sind Bestandteile der Zellmembran und haben im Körper zahlreiche wichtige Funktionen: Sie schützen Herz und Blutgefäße, steigern die Intelligenz, die Aufmerksamkeit, das Gedächtnis, verhüten Krebs, Autoimmunerkrankungen, Insulin-Überproduktion und Entzündungen.
Behen-Öl wirkt aber auch als Anti-Aging für die Haut gegen Altersflecken und Falten, innerlich und äußerlich angewandt, wie zahlreiche Studien belegen. Die Haut wird durch die Behandlung besonders weich, ohne zu fetten. Deshalb eignet sich Moringa-Öl besonders gut

für die Babypflege und für Erwachsene, auch zur Pflege des Intimbereichs. Die Wirkung gegen entzündliche rheumatische Erkrankungen ist seit alter Zeit überliefert. Öl aus Moringa-Samen ist das bekannteste stabile Pflanzenöl. In der Naturkosmetik wird es nach wie vor eingesetzt, vor allem zur Behandlung trockener Haut. Behen-Öl verwendet man auch heute noch in der kosmetischen Industrie als Stabilisator für Kosmetika.

Das feine Öl mit einem hohen Anteil an ungesättigten Fettsäuren hat starke antibakterielle und entzündungshemmende Wirkungen, die man sich nicht nur bei der Schönheitspflege zunutze macht, sondern auch bei der Behandlung von Hautleiden und Gelenkschmerzen infolge Rheuma und Gicht (Arthritis rheumatica et urica). Moringa-Öl nimmt störende Hautgerüche auf, aber auch den feinen Duft aus Blütenextrakten. Deshalb verwendet man es heute gern zur Parfümherstellung. Dort nimmt es einen wachsenden Marktanteil in der Kosmetikindustrie ein, was nicht zuletzt auf seine hervorragenden antioxidativen Eigenschaften zurückzuführen ist.

Hilfe in den Wechseljahren

Moringa ist ein natürliches, hochwertiges Phyto-Östrogen, das ohne jegliche Nebenwirkung in den Wechseljahren ausgleichend wirken kann. In Gegenden mit Moringa-Konsum finden sich bezeichnenderweise keine der negativen Begleiterscheinungen, unter denen die Frauen in den westlichen Industrienationen allgemein in den Wechseljahren leiden. Japanische Frauen, die sich nach der Tradition ihres Landes ernähren, kennen kaum Wechseljahresbeschwerden – ihre Ernährungsweise mit Soja und Meeresalgen versorgt sie optimal mit ungesättigten Omega-3- und Omega-6-Fettsäuren. Moringa ist ebenfalls eine Quelle hochwertiger Fettsäuren mit einem besonders günstigen Verhältnis zwischen Omega-3 und Omega-6. Diese ungesättigten Fettsäuren sind wichtig für Gewebehormone, Hormonhaushalt, Immunsystem, Fortpflanzung, Atmung, Nerven, Herz-Kreislauf-System – im Grunde für den ganzen Organismus.

Moringa als »Hans Dampf in allen Gassen«

Beta-Sitosterin ist ein natürlicher Blutfettsenker (Sterin). Er senkt das schlechte LDL-Cholesterin, das als Risikofaktor für Herzinfarkt und Schlaganfall gilt. Beta-Sitosterin verhindert die Aufnahme von zu viel Cholesterin aus Lebensmitteln und verbessert außerdem die Blutfettwerte. Pflanzensterine wirken vorbeugend bei Prostatavergrößerung und Krebsarten wie Prostatakrebs und Dickdarmkrebs. Beta-Sitosterin in Moringa stärkt darüber hinaus das Immunsystem, wirkt Entzündungen entgegen, normalisiert den Blutzuckerspiegel und stärkt die Funktion der Bauchspeicheldrüse, die Insulin und andere wichtige Verdauungsenzyme produziert. Ferner hilft Beta-Sitosterin bei Krämpfen. Moringa ist mit Beta-Sitosterin und anderen Inhaltsstoffen wie Arginin, Folsäure, Flavonoide, Selen, Faserstoffe eine starke

Waffe gegen einen hohen Cholesterinspiegel und seine Risiken. Außerdem schützt es wirksam vor Herz-Kreislauf-Erkrankungen. Das Beta-Sitosterin in Moringa:

* schützt das Herz,
* senkt das »böse« LDL-Cholesterin,
* verbessert die Blutfettwerte,
* wirkt vorbeugend gegen Prostata- und Dickdarmkrebs,
* normalisiert den Blutzuckerspiegel,
* bekämpft Entzündungen.

Moringa hilft, Diabetes zu verhüten und die Insulintoleranz zu verbessern. Seine Blätter eignen sich, durch Inhaltsstoffe wie Chrom, Magnesium und Zink, den Blutzuckerspiegel zu senken – ebenso durch die B-Vitamine, Vitamin E, Vitamin C und Omega-3-Fettsäuren.
In einer in Japan durchgeführten Studie konnte man feststellen, dass sich die Glukosetoleranz sowohl bei diabetischen als auch nicht diabetischen Ratten deutlich verbessert, wenn sie mit Moringa gefüttert werden. Offenbar sind Faserstoffe in den Blättern und Bioflavonoide wie Quercetin hierfür verantwortlich, denn sie verzögern die Glukoseaufnahme durch die Darmschleimhaut. Moringa ist außerdem ein guter Augenschutz. Die Pflanze verhindert altersbedingte Makuladegeneration, unter der in Deutschland bereits zwei Millionen Menschen leiden. Ihre Zahl wächst. Durch die Inhaltsstoffe Beta-Carotin, Lutein und Zeaxanthin hilft Moringa, diese Krankheit zu verhindern, die oft fast zu Erblindung führt.

Expertenmeinungen

In den folgenden beiden Kapiteln erhalten Sie einen Überblick über ausgewählte Expertenmeinungen und über die wichtigsten Forschungsergebnisse zu Moringa aus neuerer Zeit. (Zu den einzelnen Expertenmeinungen s. Feyerherdt-Brose 2012, 8 f. und Simonsohn 2012, 8, 11). Moringa ist mit mehr als 90 in ihr enthaltenen Vitalstoffen die wahrscheinlich nährstoffreichste Pflanze der Welt. Sie gilt als ausgesprochene »Vitalstoffbombe« und kann Multivitamin- und Mineralstoffpräparate mühelos ersetzen. Professor Dr. Klaus Becker von der Universität Hohenheim nennt Moringa »den Cinderella-Baum«. Cinderella ist der in Amerika und England übliche Name für Aschenputtel, das Mädchen, das sein Leben unbeachtet in einer Nische hinter der Treppe zubringt, am Ende aber seine ganze Schönheit als Prinzessin entfaltet. Moringa gilt als ein Märchen, das darauf wartet, wahr zu werden.

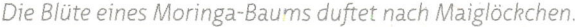

Die Blüte eines Moringa-Baums duftet nach Maiglöckchen.

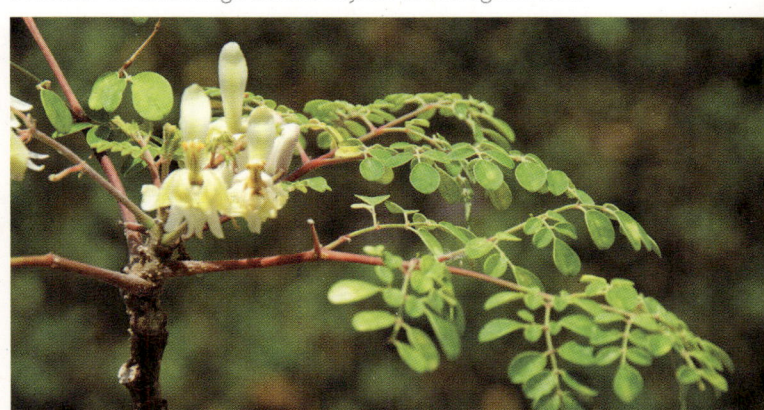

Dr. Frank Martin, der als langjähriger Leiter eines Tropeninstituts über Moringa geforscht hat, fasst knapp zusammen: »Unter dem Blattgemüse findet man den besonderen Meerrettichbaum (Moringa). Die Blätter sind eines der besten pflanzlichen Lebensmittel, die gefunden werden konnten.

(...) Auszüge aus dem Moringa-Pulver lösten eine Selbstzerstörung von bis zu 80 % der Leukämiezellen aus (...). Selbst kleine Mengen der Blätter könnten Tausende von Menschen vor Leid und Tod schützen.«

Dr. Krishnaswany – ehemaliger Direktor des *Indian Council of Medical:* »Unter der großen Anzahl an grünem Blattgemüse ist Moringa die reichste Quelle von Beta-Carotin (Vitamin A), ganz abgesehen von der Bereitstellung weiterer wichtiger Mikronährstoffe.«

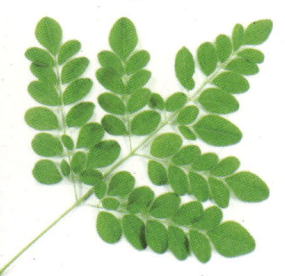

Noel Vietmeyer/US National Academy: »Obwohl nur wenige Menschen jemals von Moringa gehört haben, wird sie bald zu einer der weltweit wertvollsten Pflanzen, zumindest im humanitären Bereich, gehören.«

Dr. Levette Truette, Universität Florida: »In der Tat: Moringa hat fast alle essenziellen und nicht essenziellen Aminosäuren, die nur noch sehr selten in unserer Nahrung vorkommen.«

Die *Los Angeles Times* schreibt: »Wissenschaftlich gesehen klingt Moringa wie Magie. Es kann schwache Knochen wieder aufbauen, bereichert anämisches Blut und beugt Krankheiten vor. Es hilft bei Diabetes und Bluthochdruck, aktiviert die Zellen (...).«

»Moringa ist die eierlegende Wollmilchsau der Pflanzen« – so Alexander Benra von *Trees of the Future*.

Prof. Dr. Klaus Becker, Universität Hohenheim (Stuttgart): »In 17 Jahren Forschung kam man nun zur Erkenntnis, dass Moringa einen wesentlichen Beitrag zur Förderung der Gesundheit leisten kann und wird.«

Der Moringa-Experte Professor Claus Barta betrachtet Moringa »als wichtigste Pflanze der Menschheitsgeschichte, weil ihre Blätter alle Nährstoffe in hoher Konzentration enthalten, an denen es fehl- und unterernährten Menschen mangelt. Wer Moringa isst, braucht sich keine Gedanken mehr um eine optimale Nährstoffversorgung machen.« Denn die »mit Abstand nährstoffreichste Pflanze der Welt« enthält alle ihre gesundheitlich wertvollen Nährstoffe »im natürlichen Verbund. Sie sind damit für den Körper optimal biologisch verfügbar.«

Die Gesundheitsautorin Barbara Simonsohn bezeichnet Moringa als »das Schweizer Armeemesser der Naturheilkunde«, weil die Pflanze als Allround-Heilmittel (in der

Fachsprache Panacea genannt) für ein breites Wirkspektrum steht. Panacea sind – um nochmals darauf hinzuweisen – Heilmittel, die alle oder zumindest ein ganzes Bündel an körperlichen und seelischen Prozessen zugleich verbessern.

Im Ayurveda heißt Moringa Lebensspender und Geschenk des Himmels. Prof. Dr. Klaus Becker von der Universität Hohenheim (Stuttgart) ist überzeugt: »Moringa hätte ihn mit Sicherheit erhalten: einen multidimensionalen Nobelpreis für Pflanzen. (...) Der Moringa-Baum ist außerordentlich hilfreich gegen ernährungsbedingte Krankheiten – ein Phänomen unter den Nahrungs- und Heilpflanzen.«

Kreuzblütler – Moringa zählt zu ihnen – enthalten nach Überzeugung von Professor Walter Veith »mehr Krebshemmer, als jede andere Pflanzenfamilie zu bieten hat. Einige dieser krebsvorbeugenden Phytostoffe wie Sulfide, Flavonoide, Glucarate, Carotinoide, Cumarine, Monterpene, Triterpene, Phenolsäuren, Indole und Isothiocyanate kommen zwar auch in anderen Pflanzen wie in Brokkoli und Meerrettich vor, aber nicht so gehäuft wie in Moringa.« Der Verzehr von Kreuzblütlern aktiviert im menschlichen Organismus ganz spezielle Enzyme, die den Körper von schädlichen Stoffwechselprodukten befreien. Sie vollbringen eine starke Reinigungswirkung. Ebenso wie die bereits beschriebenen Salvestrole und

Catechine in Moringa reduzieren sie nachweislich das Krebsrisiko.

»Der Moringa-Baum ist außerordentlich hilfreich gegen ernährungsbedingte Krankheiten – ein Phänomen unter den Nahrungs- und Heilpflanzen«, urteilt Professor Klaus Becker.

»Moringa Oleifera ist ein ganz natürliches, kostengünstiges und leicht zugängliches Multi-Vitamin. (...) Wenn ich mich auf eine Pflanze festlegen müsste, die den maxi- malen Nutzen für die Menschheit hat, hätte ich Mühe eine bessere als Moringa zu finden« – so Dr. Lowell J. Fuglie, Direk- tor des *Church World Service*.

»Sollte ich mich für eine Sache entscheiden, die ich auf eine einsame Insel mitnehmen dürfte, wäre das Moringa!«, erklärte Melanie Wenzel, Heilpraktikerin und TV-Gesundheitsexpertin, in der *NDR-Talkshow* mit Barbara Schöneberger am 15.05.2013.

Als einer von vielen interessanten und spannenden Filmbeiträgen auf *Pro 7* berichtete die Sendung *Galileo* im Zuge der *Green Seven Week* am 21.05.2013 unter dem Titel: Magischer Samen – von der »Wunderkraft« der Moringa-Pflanze.

Michael Scholz von der *Aktion Kinderhilfe Münster e. V.*
berichtet aus Afrika: »Gleich neben dem Gemüsegar-
ten haben wir ein weiteres Stück Land auf zehn Jahre
gepachtet und dort mit der Anlage einer Moringa-Planta-
ge begonnen. Dies ist eine wahre Wunderpflanze, deren
unglaublich vielseitige Eigenschaften ein ganzes Buch
füllen würden.«

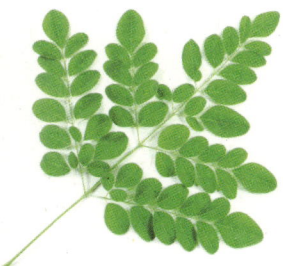

Prof. Louis M. De Bruin PhD, *Interna-
tional Moringa Research:* »Es ist eines
der geheimsten leistungssteigernden
Produkte für Sportler. (...) Es ist für
Menschen jeden Alters gut und vor
allem auch für alte Menschen, die ihre
Wachsamkeit verlieren.«

Regine Bauer, Heilpraktikerin und Ernährungsberaterin
in Berlin, schildert Probleme mit Ernährungsmängeln,
die sie beobachten konnte, und deren Lösung mit Hilfe
von Moringa: »Viele Patienten ernähren sich sehr vi-
tamin- und mineralstoffarm, eine ausgewogene Fett-
versorgung ist nicht mehr gegeben, für den Aufbau von
Körpereiweiß fehlen wichtige Aminosäuren. Der hohe
Verbrauch an raffinierten Kohlenhydraten, die Belastung
mit den unterschiedlichsten Zusatzstoffen in der Nahrung, die Einnahme von Medikamenten, ein langer und
anstrengender Arbeitstag und Bewegungsarmut (um
nur einige Probleme zu nennen) tragen dazu bei, dass

sich die ohnehin schlechte Vitalstoffbilanz des Körpers weiterhin dramatisch verschlechtert.«

In dieser Situation können wichtige Stoffwechselvorgänge nicht mehr oder jedenfalls nur noch eingeschränkt stattfinden. Betroffene haben das Gefühl, ihre Nerven liegen blank.

Regine Bauer konnte hier sehr gute Heilerfolge mit der zusätzlichen Gabe von Moringablatt-Pulver, Quark und Leinöl erzielen: »Viele Patienten verspüren bereits nach wenigen Wochen eine deutliche Verbesserung der Stimmungslage, ihrer Befindlichkeit, des Antriebs, ihrer emotionalen Stabilität oder ihres Schlafs. Diese Ergebnisse ermutigen die Patienten, am Ball zu bleiben, sich gegebenenfalls auch von liebgewordenen Gewohnheiten zu verabschieden und vielleicht neue Wege zu gehen und neue Rituale in den Alltag aufzunehmen.« (Feyerherdt/ Brose 2012, 101 ff.)

Annet Will, die eine Naturheilpraxis in Cottbus betreibt, beschreibt einen eindrucksvollen Versuch mit Moringa in ihrer eigenen Familie. Ihr sechsjähriger Sohn wurde am Herzen operiert. Die Ärzte verabschiedeten sie mit den Worten: »Der Junge darf jetzt ein halbes Jahr nicht krank werden.« Als berufstätige Mutter mit einem Kind im Kindergarten war das für die Heilpraktikerin Annet Will eine Herausforderung. Sie wollte das »grüne Wunderpulver« probieren. Nun sind gesunde grüne Nahrungsmittel für Kinder ja häufig zunächst einmal ein Anlass zur Nahrungsverweigerung. Doch die gestresste Mutter entwickelte kreative Ideen: »Moringa kam in den Quark, mit Leinöl, wurde in Plätzchen und Brot mit verbacken, in Smoothies und Salatdressings gemischt. Auch in Spinat und Buttergemüse, Kräuterbutter und sogar in Süß-speisen kam eine Prise Moringa. Irgendwann wunderte sich keiner mehr, dass unser Essen oft eine grüne Farbe hatte.«

Als im Herbst eine Erkältungswelle den Kindergarten überrollte, »gab es Moringa auch mal hoch dosiert – einen Esslöffel, verrührt in einem Glas Orangensaft.«

Ihr Sohn blieb gesund, seine Genesung verlief optimal, er spielt inzwischen wieder Fußball, geht schwimmen und lebt so wie andere gesunde Jungen.

Bestärkt durch diesen Erfolg, verordnete Frau Will als Heilpraktikerin Patienten mit verschiedensten Sympto-men Moringa als Beigabe zur gesunden Ernährung. Die Akzeptanz beschreibt sie als unterschiedlich: »Einige von ihnen bevorzugten die Einnahme von Moringakapseln. Die Wirkung war durchgehend positiv. Gerade bei Allergikern und Patienten mit rezidivierenden (häufig wiederkehrenden) Erkältungen zeigte sich Moringa als gutes Mittel. Positiver Nebeneffekt war, dass sich neben dem verbesserten Allgemeinbefinden auch die psychi-sche Verfassung besserte. Bei Patienten mit veränderter Darmflora waren die Befunde nach 12 Wochen Einnah-me von Moringa deutlich besser.« (Feyerherdt/Brose 2012, 32 f.)

Ergebnisse der Moringa-Forschung

Die Zahl der Veröffentlichungen über Moringa in Fachzeitschriften umfasst eine unabsehbare Zahl an Beiträgen. Hier soll eine Auswahl der allerwichtigsten Ergebnisse in einem Überblick vorgestellt werden (vgl. im Einzelnen dazu Bruhns/Z'graggen 2013, 47 ff.).

1981 berichtete die *Medicinal Plant Research* Zeitschrift über die antibiotische Wirkung von Moringa-Samen.

1983 identifizierte A. Duke das natürliche Antibiotikum aus dem Moringa-Baum als Pterygosperin.

1990 wies eine Studie nach, dass der Saft aus Moringa-Blättern die Ausbreitung des Bakteriums Pseudonomas Aeruginosa hemmt. Das ist ein nur schwer zu bekämpfender Keim, der häufig in Krankenhäusern vorkommt und Lungenentzündungen, Harnwegsinfektionen, Hirnhautentzündungen und andere Erkrankungen auslösen kann.

1991 konnte nachgewiesen werden, dass der Extrakt aus Moringa-Samen genauso wirksam ist wie das pharmazeutische Antibiotikum Neomycin, das man zur Bekämpfung der Bakterien Staphylococcus Aureus einsetzt.

Forscher in England, den Niederlanden und Schweden haben einen Zusammenhang zwischen unseren veränderten Ernährungsgewohnheiten und der Hyperaktivität, Lernschwierigkeiten sowie weiteren ADS-Erscheinungen festgestellt. Ein Defizit im Organismus kann durch Provitamine (Aminosäuren), die vielfältig und in komplexer Form im Moringa-Pulver vorhanden sind, ausgeglichen werden.

1994 fand eine deutsch-äthiopische Forschergruppe heraus, dass Flavonoid-Extrakt aus dem Moringa-Blatt wirksam gegen Coxsackie-Viren ist. Diese Viren rufen vor allem grippeähnliche Erkrankungen, Herpes, Hirnhautentzündungen (Meningitis), Herzmuskelentzündungen, Hepatitis und Durchfallerkrankungen hervor. Der Extrakt schützt auch vor Arterienverhärtung und verlangsamt den Verlust von Vitamin E.

Aus mehreren afrikanischen Ländern sind medizinische Anwendungen bekannt. So wird übereinstimmend in der traditionellen Medizin in Konso (Äthiopien) Diabetes mit einem Auszug aus den getrockneten Blättern erfolgreich behandelt. Auch Erkältungskrankheiten, Verdauungsstörungen und einige andere Beschwerden lassen sich offenbar mit Medizin aus Teilen des Baumes lindern. Eine weitere hochinteressante Nutzungsmöglichkeit hat sich erst in jüngerer Zeit ergeben. Untersuchungen im Sudan zeigten, dass die Samen des Kohlbaumes eine

Substanz enthalten, die zur Klärung von trübem Wasser geeignet ist. Diese Wasser reinigende Wirkung ist noch effizienter als chemische Fällungsmittel, wie sie in der technischen Wasseraufbereitung Verwendung finden. Analysen an der Universität Tübingen haben ergeben, dass es sich bei dem Flockungsmittel des Moringa-Samens um ein Protein handelt.

Weltweit forscht man an zahlreichen wissenschaftlichen Instituten über Moringa, z. B. in England an der Universität Leicester, in Deutschland an den Universitäten Stuttgart und Karlsruhe sowie an namhaften Forschungsstätten in den USA. Noch längst liegen nicht alle Ergebnisse der bisherigen Forschungen vor.

Bisher gibt es im Internet etwa 2.750 Filme, die über Moringa berichten. Allerdings verfügen nicht alle über wissenschaftliche Qualitätsmerkmale, sondern teilweise handelt es sich um Werbematerial.

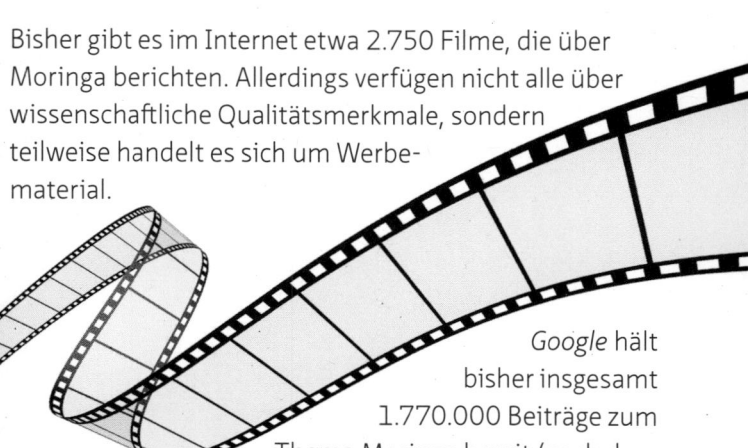

Google hält bisher insgesamt 1.770.000 Beiträge zum Thema Moringa bereit (nach dem Stand vom 17.02.2014).

Heilungsberichte

In diesem Kapitel erhalten Sie einen Überblick über Heilungsbeispiele zur Wirkung von Moringa. Die Beispiele stammen aus Testergebnissen und Erfahrungsberichten von Mitgliedern unseres *Arbeitskreis: gesund leben*. Wissenschaftliche Untersuchungsergebnisse können sie selbstverständlich nicht ersetzen. Ihr Anliegen besteht vor allem darin, eigene Erfahrungen im Umgang mit Moringa anderen Menschen mitzuteilen – unabhängig von irgendwelchen Werbeinteressen. So können diese Beispiele ein wenig dazu beitragen, ein Bild von den vielfältigen Wirkungen der »Wunderpflanze« Moringa zu vermitteln.

Heuschnupfen

»Ich nehme Moringa Oleifera schon seit rund sechs Monaten als Blattpulver zu den Mahlzeiten. Meine Leistungsfähigkeit hat sich seitdem sehr verbessert. Und mit Heuschnupfen habe ich kaum noch zu tun, seit ich Moringa nehme.« Lilli K.

Diabetes

»... Ich bin 72 Jahre alt und leide schon seit Langem unter Diabetes Typ 2. Moringa-Pulver nehme ich seit rund zehn Jahren ein. Auf Anraten meines Hausarztes, der sich in der Ernährungsmedizin gut auskennt, habe ich auch meine Ernährung grundlegend umgestellt.

So konnte ich meine Insulinmengen inzwischen entscheidend senken.« Norbert S.

Allergien, Verdauungsbeschwerden

»Seit knapp einem Jahr nehme ich jeden Tag Moringa zu mir. In der ersten Zeit habe ich Kapseln eingenommen. Inzwischen esse ich lieber Pulver. So kann ich den Geschmack spüren und Moringa besser mit dem Essen aufnehmen. Meist rühre ich Moringa-Pulver in Joghurt, in Suppe oder auch in andere warme Mahlzeiten. Es ist unglaublich, aber ich spüre doch tatsächlich deutliche gesundheitliche Fortschritte. Bei mir hat sich die Verdauung wesentlich verbessert. Von meiner Allergie spüre ich nur noch sehr selten etwas. Ich denke, wenn ich das Moringa-Pulver weiter nehme, wird sie wohl ganz verschwinden. Meine Haut ist glatter geworden.« Helga B.

Wieder ins Gleichgewicht kommen

»... Schade ist eigentlich nur, dass ich dieser Wunderpflanze nicht schon viel eher begegnet bin. Dann hätte ich meinen Kindern schon in der Schwangerschaft viel mehr Wertvolles mit auf den Weg geben können. Doch es ist ja auch heute noch nicht zu spät. Meine ganze Familie nimmt täglich Moringa in Pulverform ... Wir fühlen uns seitdem alle gesund und freuen uns jeden Tag am Leben, mit allem, was es so mit sich bringt. Diese Pflanze hat wohl die Kraft, welche wir brauchen, um wieder ins Gleichgewicht zu kommen!« Ise R.

Das Altern

»Zuerst dachte ich: Schon wieder so ein ›Wundermittel‹. Doch als ich mehrere Male auf unterschiedlichen Wegen von Moringa gehört hatte, kaufte ich mir zwei Bücher, die ich darüber fand, las erst einmal und war fasziniert. Das wollte ich unbedingt selbst ausprobieren! Im Internet fand ich mehrere Anbieter und verglich und bestellte. Auch zwei kleine Bäumchen habe ich bestellt. Im Sommer stehen sie auf dem Balkon, im Winter auf der Fensterbank. Ab und zu pflücke ich ein paar Blätter davon und esse sie. Natürlich decken sie nicht meinen ganzen Bedarf an Moringa. Das Pulver nehme ich zusätzlich. Aber für mich ist es der Gesundheitsbaum, der mir an Inhaltsstoffen alles gibt, was ich so brauche. Übrigens gebe ich auch meinem Hund, einem Cockerspaniel, das Pulver, in seine Nahrung eingerührt. Wir sind ja beide nicht mehr die Jüngsten. Da können wir diese Kraftnahrung gut gebrauchen, denke ich.« Karin P.

Chronische Entzündung der Nasennebenhöhlen

»Der Ärger mit meinen Nasennebenhöhlen begann jedes Jahr regelmäßig im Herbst mit einem Schnupfen, der dann nicht wieder abklingen wollte. Nach einigen Wochen kamen jedesmal Komplikationen hinzu: Kopfschmerzen, leichtes Fieber und festsitzender, eitriger Schnupfen. Wahrscheinlich stecke ich mich als Grundschullehrer bei den Kindern an. Die Ärzte gaben mir

Antibiotika, die zunächst auch halfen. Doch meist schon wenige Wochen später fing alles wieder von vorne an. Bis die Symptome am Ende überhaupt nicht mehr abklingen wollten. Ich bekam, offenbar durch die vielen Antibiotika-Behandlungen, zusätzlich Verdauungsstörungen. Die Ärzte der HNO-Klinik rieten dringend zu einer Operation der Nasennebenhöhlen.

Eine Heilpraktikerin, mit der ich befreundet bin, gab mir den Rat, ich sollte es doch mal mit Moringa versuchen. Ich rührte mir regelmäßig das grüne Pulver in mein Essen. Nach ungefähr vier Wochen ging es mir besser. Inzwischen sind eineinhalb Jahre vergangen. Ich habe keine Erkältungen mehr mit Komplikationen. Wenn mal ein Schnupfen auftritt, ist er nach kurzer Zeit wieder abgeklungen. Ich bin unglaublich dankbar, dass es dieses einfache natürliche Mittel gibt, und ich wünsche mir, dass es vielen Menschen Hilfe bringt.« Jürgen R.

Alterserscheinungen und Krebsfolgen

»... Ich möchte gern die Verantwortung für meine Gesundheit selbst in die Hand nehmen. Viele Jahre lang habe ich dies nicht getan. Bis ich die Diagnose Krebs bekam. Sie zwang mich, ernsthaft über mein Leben nachzudenken. Das ist nun schon lange her, und ich habe begriffen, dass verantwortlicher Umgang mit mir selbst auch bedeutet, den Körper über die Ernährung mit allen Vitalstoffen zu versorgen, die er braucht. Auf diese Weise hoffe ich, ernsthafte Krankheiten zu verhindern.

Eine bekannte Empfehlung lautet ja: fünfmal Obst und Gemüse am Tag. Moringa gehört für mich außerdem dazu. Ich bin jetzt 60 Jahre alt und hoffe auf eine günstige Langzeitwirkung, die möglichst bis ins hohe Alter anhalten wird.« Vera B.

Bessere Stimmung

»Es ist schon erstaunlich: Nach ungefähr vier Wochen mit Moringa merkte ich, wie sich meine körperliche Verfassung, aber auch die Stimmung verbesserte. Ich fühlte mich kaum noch müde und kraftlos, auch nicht nach einem anstrengenden Tag.« Erich I.

Moringa im Leistungssport

»... ich bin seit vielen Jahren Leistungssportler, gebe im Winter Ski- und im Sommer Surfkurse. Moringa ist der absolute Hit, was meine Nährstoffversorgung betrifft ...« Paul W.

Energie

»Moringa-Öl wirkt gut gegen trockene und schuppige Haut, macht Hornhaut an den Füßen wieder weich und ist auch als Lippenbalsam toll. Die Wirkung des Pulvers trat bei uns nach drei bis vier Wochen ein. Zuerst haben wir sie kaum bemerkt. Doch unsere Befindlichkeit wurde wesentlich besser. Ich fühlte mich energiereicher und bekam wieder Lust, etwas zu tun, was man sonst immer vor sich herschiebt ...« Ulrike S.

Allergien

»Ich nehme Moringa schon seit langer Zeit ein. Seitdem bin ich kaum noch krank und fühle mich sehr wohl. Ich hatte früher eine Allergie gegen Pollen und Gräser. Den ganzen Sommer über brannten mir die Augen, sodass ich meinen Alltag manchmal nicht mehr stemmen konnte. Mein Gesicht war verquollen und ich litt unter Schmerzen. Mein Leben war ohne Cortison kaum noch möglich. Ich war völlig verzweifelt, weil ich so nicht mehr weiterleben konnte. Seit ich Moringa einnehme, sind meine Beschwerden verschwunden. Allerdings hat es schon ein paar Wochen gedauert, bis sich die Wirkung zeigte. Mein Immunsystem war damals anscheinend völlig geschwächt.« Elvira S.

Verdauungsprobleme, Furunkel, Müdigkeit

»Ich leide seit vielen Jahren unter Verdauungsproblemen. Auch treten bei mir immer wieder Entzündungen, eitrige Pickel und Furunkel auf. Ich fühle mich ständig müde, bin anfällig gegen Infekte und leide unter Verstopfung. Seit sechs Wochen nehme ich jeden Tag Moringa ein. Seitdem hat sich meine Verdauung deutlich gebessert. Mein Stuhlgang ist jetzt wieder völlig normal. Auch meine ständige Müdigkeit ist wie weggeblasen. Ich habe wieder viel mehr Freude am Leben. Selbst meine unreine Haut hat sich dank Moringa erheblich gebessert.« Carola A.

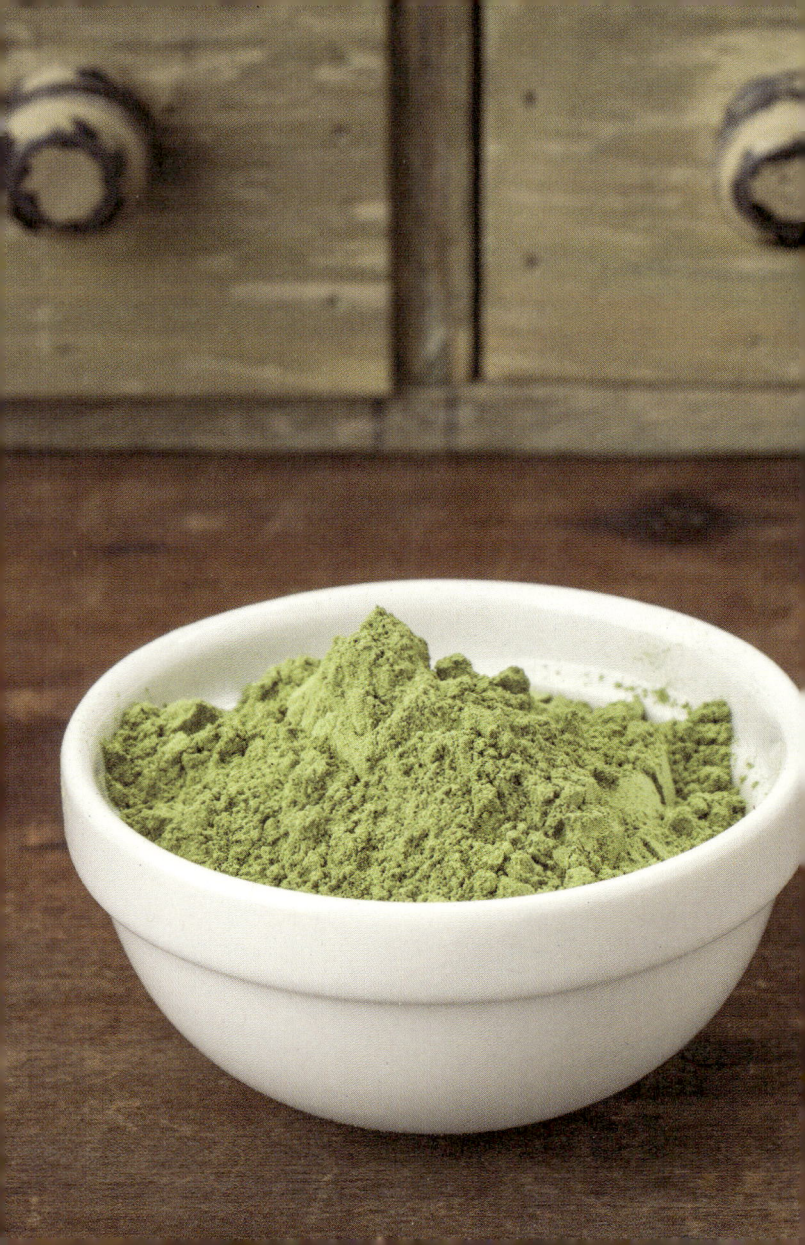

Praxisteil

In diesem Kapitel lernen Sie verschiedene Ideen
kennen, wie Sie Moringa für sich selbst nützen
und schmackhafte Speisen kreieren können.

Moringa selbst züchten

Wenn Sie frische Blätter vom eigenen Moringa-Bäumchen ernten möchten, so finden Sie hier eine Anleitung zum Selbstzüchten. Allerdings sind die Wachstumsbedingungen in unseren klimatischen Breiten nicht optimal. Dennoch gibt es eine Reihe von Berichten auch aus Deutschland über die erfolgreiche Zucht von Moringa-Bäumchen in Blumenkübeln.

Die Aussaat

Weichen Sie die Samen 24 bis 48 Stunden lang in Wasser ein. Legen Sie die Samen dann in einen großen Topf mit leicht angefeuchteter Erde – ca. 0,5 bis 1 Zentimeter tief – und stellen Sie den Topf an einen mindestens 25 bis 27 Grad warmen und hellen Ort. Normalerweise keimt der Samen nach 3 bis 14 Tagen. Manchmal dauert es aber auch bis zu vier Wochen, bis die junge Moringa-Pflanze aus dem Boden schaut.

Die Pflege der Pflanze

Moringa eignet sich als Topfpflanze und lässt sich sowohl im Zimmer als auch im Garten, auf dem Balkon oder der Terrasse züchten. Man kann schon bald die Blätter ernten und für die eigene Küche als frischen Salat, Tee oder für andere Köstlichkeiten verwenden. Die Blätter kann man auch trocknen und mit dem Blattpulver Speisen würzen. Moringa wächst schnell und soll regelmäßig geschnitten werden. Der Baum ist anspruchslos und benötigt nur wenig Wasser. Nur Staunässe mag er überhaupt nicht. Was den Boden anbetrifft: Moringa stellt auch da keine großen Ansprüche. Selbst auf minderwertigen Böden erreicht der Baum schnell eine stattliche Höhe. Wenn man ihn nicht stutzt, wächst er jährlich 3 bis 5 Meter und kann unter optimalen Lebensbedingungen bis zu 12 Meter Höhe erreichen. Moringa ist eine der am schnellsten wachsenden Pflanzen der Welt. Wenn man in einer kalten Gegend lebt, sollte der Moringa-Baum im Wohnzimmer oder Winter-garten überwintern. Er verträgt keinen Frost. Stellen Sie die Jungpflanze an einen sonnigen Ort.

Man sollte 6 bis 8 Wochen warten, bevor sie ins Freiland gesetzt wird. Beim Umtopfen oder Umpflanzen dürfen die Wurzeln nicht verletzt werden. Moringa ist an seinen Wurzeln sehr empfindlich. Pflanzen Sie ihn am besten mit dem gesamten Wurzelballen vorsichtig um.
Auf den Plantagen in Teneriffa pflanzt man die Bäume im Abstand von 2 bis 3 Metern. Auch Reihenpflanzungen sind dort möglich, z. B. als Hecke oder als Windschutz.

Der Abstand der Pflanzen beträgt dann 0,2 bis 1 Meter, der Abstand der Reihen 1 bis 2 Meter. Sobald der Baum eine Höhe von 60 Zentimeter erreicht hat, schneidet man 10 Zentimeter von der Spitze ab. Es bilden sich Seitentriebe, die, nachdem sie eine Länge von 20 Zentimetern erreicht haben, auf 10 Zentimeter zurückgeschnitten werden. Das wiederholt man dann noch zweimal bei den darauf folgenden Trieben. Danach kann der Baum einfach wachsen. Ein jährlicher Rückschnitt auf die gewünschte Höhe ist zweckmäßig. Im kommerziellen Anbau werden Moringas von 5 Meter Höhe auf ca. 1 Meter zurückgeschnitten.

TIPP

Um noch einmal ausdrücklich darauf hinzuweisen: Ein professioneller Anbau von Moringa ist in unseren Breiten allein schon wegen der Winterfröste kaum möglich. Ein Überwintern der Pflanzen kann bei uns nur in Kübeln in geschlossenen und warmen Räumen gelingen. Am wohlsten fühlt sich Moringa bei Temperaturen zwischen 25 und 35 °C, wobei der Baum bei bis zu 48 °C im Schatten überlebt und bei minimal 10 °C überwintert werden kann. Die Samen haben keine Vegetationsruhe. Sie können ganzjährig gesät werden. Je nach Region tragen Moringa-Bäume Samen das ganze Jahr über. Das Moringa-Bäumchen sollte auch als Topfpflanze von Zeit zu Zeit immer wieder auf 1 Meter zurückgeschnitten werden.

Eine Moringa-Kur

Wenn Sie unter einem Vitamin- oder Mineralstoffmangel leiden, könnte eine sechswöchige Kur für Sie das Richtige sein.

* Beginnen Sie in den ersten 3 Tagen mit 1 Teelöffel Moringa-Pulver täglich morgens und abends. Am besten mischen Sie das Pulver in Joghurt oder eine Quarkspeise. Die angegebene Menge entspricht etwa 8 Gramm. Wenn Sie sich für die leichter einnehmbaren Kapseln mit Moringa-Blattpulver entscheiden, nehmen Sie während der ersten 3 Tage jeweils ca. 8 Gramm Moringa pro Tag in Kapselform ein. Die Kapseln enthalten je nach Hersteller unterschiedlich viel Moringa-Blattpulver. Auf den Packungen finden Sie meist Angaben dazu, wie viel in einer Kapsel enthalten ist.

* Nach 3 Tagen erhöhen Sie Ihre tägliche Menge Moringa-Pulver auf 2 x 1 gehäuften Esslöffel. Das entspricht ca. 15 Gramm. Falls Sie Kapseln wählen, erhöhen Sie die tägliche Einnahmemenge entsprechend auf ca. 15 Gramm.

* Nach 6 Wochen genügen 2 x 1 Teelöffel voll Moringa täglich als Vorbeugung und um die Wirkung Ihrer Kur aufrechtzuerhalten.

Die Einnahme von Moringa-Blattpulver kann gut mit einer Fastenkur, Diät oder Nahrungsumstellung verbunden werden.

Moringa-Rezepte

Alle Teile des Moringa-Baums sind essbar, die Blätter ebenso wie die Blüten, Samen und jungen Schoten, selbst die Rinde und die Wurzeln. Unterschiede bestehen im Geschmack und in der Heilwirkung. In unseren Breiten sind wir in erster Linie auf den Import getrockneter und gemahlener Moringa-Blätter angewiesen, da sich Moringa-Bäume wegen des zu kühlen Klimas hier nicht in größerem Stil anbauen lassen. Deshalb finden Sie in diesem Buch ausschließlich Rezepte, in denen das Blattpulver Verwendung findet. Man bekommt es bei uns am einfachsten zu kaufen. Pflanzenteile aus eigener Zucht in Pflanzgefäßen sind meist nicht ergiebig genug, um sie zum Kochen zu verwenden. Man kann sie eher roh essen oder als Bestandteil von Salaten genießen. Moringa-

Das unscheinbare grüne Pulver schmeckt würzig und leicht scharf.

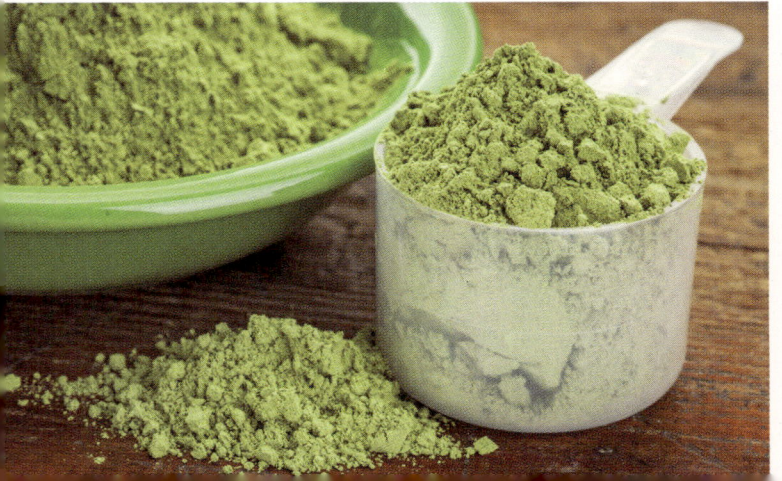

Blattpulver eignet sich am besten für Smoothies, Suppen und Saucen. Moringa-Blattpulver sollte möglichst nicht oder jedenfalls nur sehr kurz erhitzt werden, damit die wertvollen Inhaltsstoffe möglichst nicht verloren gehen. Beim Backen mit Moringa lassen sich solche Verluste allerdings nicht ganz vermeiden.

Die hier vorgestellten Rezepte sind bewusst so zusammengestellt, dass sich leicht damit kochen lässt.
Die Zubereitungszeit beträgt höchstens 30 Minuten.
Alle hier wiedergegebenen Rezepte sind je nach persönlichem Geschmack, Ideen und Vorlieben veränderbar.
Sie wollen nur eine grobe Orientierungsrichtung über die vielfältigen Möglichkeiten geben, wie sich Moringa-Pulver einsetzen lässt.
Die hier vorgestellten Rezepte sind als Beispiele gedacht und sollen die Leserinnen und Leser ermutigen, selbst mit Moringa-Gerichten zu experimentieren, um die für sie persönlich günstigste Form des Moringa-Konsums herauszufinden. Ziel ist vor allem, Möglichkeiten zu finden, wie sich ein optimaler gesundheitlicher Nutzen durch den Konsum von Moringa dauerhaft am besten sicherstellen lässt. Langfristig profitieren können wir von Moringa am besten, wenn es gelingt, das Kochen mit Moringa zu einer dauerhaften Gewohnheit werden zu lassen.

GUTEN APPETIT!

Bananen-Smoothie (für 1 Person)

Der Smoothie ist ein äußerst gesundes Inkafrühstück, das über viele Stunden hinweg sättigt und den Serotoninspiegel im Gehirn steigert. Hilft gegen depressive Verstimmungen, Burn-out, Heißhungerattacken und Nachlassen der geistigen und körperlichen Leistungsfähigkeit. Die serotoninsteigernde Wirkung entfaltet sich besonders gut, wenn Sie Ihr Inkafrühstück morgens als erste Nahrung einnehmen und sofort ein Glas Wasser hinterhertrinken. Das stimmungsankurbelnde Serotonin kann so im Gehirn bestens wirken.

Zutaten

1 Banane

Etwa ½ Tasse Wasser

2 EL frisch gemahlener Amaranth

1 TL Moringa-Blattpulver

Zubereitung

Banane schälen und in Stücke schneiden. Alles zusammen mit einem Mixer oder Zauberstab zerkleinern und in Gläser füllen.

Moringa-Gemüsesaft

Rühren Sie einfach einen Teelöffel Moringablatt-Pulver in frischen Karottensaft (aus dem Reformhaus) ein – ein hervorragendes Vitalgetränk, das auch bei Bluthochdruck und Diabetes günstig wirkt.

Leinöl-Quark (für 1 Person)

Moringa-Leinöl-Quark gilt bei regelmäßiger Anwendung als hochwirksamer Schutz gegen Krebs und Herz-Kreis-lauf-Erkrankungen, Diabetes, Depressionen, Allergien, Entzündungen und Hauterkrankungen unterschiedlichster Art.

Zutaten

2 EL Quark

1–3 EL natives
  (kalt gepresstes) Leinöl

1 EL Moringa-Pulver

1 TL flüssiger Honig

Zubereitung

Alles in einem Mixer oder mit einem Zauberstab, einer Gabel oder einem Schneebesen verrühren.

Kräuterquark (für 2 Personen)

Zutaten

1 Zwiebel

1–2 Knoblauchzehen

2 EL Olivenöl

1 EL Moringa-Blattpulver

Meersalz

250 g Quark

1 Handvoll Schnittlauch

Zubereitung

Zwiebel und Knoblauch schälen und klein schneiden. Olivenöl, Moringa-Blattpulver und Meersalz (Menge nach Geschmack verwenden) gut mit dem Quark verrühren. Mit dem geschnittenen Schnittlauch vermischen.

Kichererbsenpüree (für 4–6 Personen)

Zutaten

500 g Kichererbsen   Harissa Gewürzpaste (oder
Gemüse-Brühwürze   ersatzweise Kreuzkümmel
Pfeffer   und Chilipulver)
Bohnenkraut   1–2 EL Moringa-Blattpulver
      1–2 EL Olivenöl

Zubereitung

Weichen Sie am Vorabend die Kichererbsen in kaltem
Wasser ein. Kochen Sie am nächsten Tag die Kichererbsen gar (im Dampfdruck-Kochtopf ca. 30 Minuten).
Würzen Sie sie mit Gemüse-Brühwürze, Pfeffer, Bohnenkraut und Harissa Gewürzpaste (oder stattdessen mit
Kreuzkümmel und Chili) je nach Geschmack. Fügen Sie
das Moringa-Blattpulver und die gleiche Menge Olivenöl
hinzu. Pürieren Sie das Ganze mit einem Zauberstab.

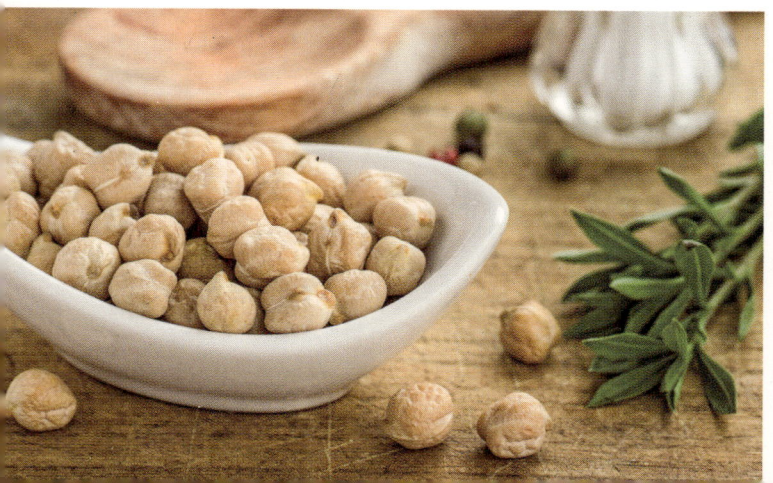

Würzige Falafel (für 4–6 Personen)

Zutaten

500 g Kichererbsen
Gemüse-Brühwürze
Pfeffer
Harissa Gewürzpaste
   (oder Kreuzkümmel und
   Chilipulver)

Bohnenkraut
1–2 EL Moringa-Blattpulver
1–2 EL Olivenöl

Zubereitung

Weichen Sie am Vorabend die Kichererbsen in kaltem Wasser so ein, dass die Erbsen gut bedeckt sind. Kochen Sie am nächsten Tag die Kichererbsen gar (im Dampf-druck-Kochtopf ca. 30 Minuten). Würzen Sie sie mit Gemüse-Brühwürze, Pfeffer und Harissa Gewürzpaste (oder Kreuzkümmel und Chili) und Bohnenkraut nach Geschmack. Fügen Sie das Moringa-Blattpulver und die gleiche Menge Olivenöl hinzu. Pürieren Sie das Ganze mit einem Zauberstab. Formen Sie aus dem Brei Bratlinge, die Sie in Olivenöl braten.

TIPP

Dazu passt gut Porree-Gemüse. Waschen Sie eine Stange Porree, schneiden Sie sie klein und lassen Sie sie zusammen mit den Bratlingen in der Pfanne braten. Salzen und pfeffern Sie das Gemüse nach Geschmack.

Erbsen- oder Linsensuppe
(für 4–6 Personen)

Zutaten

500 g Erbsen, Kichererbsen
   oder Linsen

Gemüse-Brühwürze

Pfeffer

1–2 Knoblauchzehen

1–2 EL Moringa-Blattpulver

1–2 EL Olivenöl

Zubereitung

Weichen Sie am Vorabend die Erbsen, Kichererbsen oder Linsen in kaltem Wasser ein. Falls Sie rote Linsen verwenden, ist das vorherige Einweichen nicht notwendig. Kochen Sie am nächsten Tag die Hülsenfrüchte (im Dampfdruck-Kochtopf ca. 30 Minuten). Würzen Sie mit Gemüse-Brühwürze und frisch gemahlenem Pfeffer nach Geschmack. Fügen Sie den geschälten und kleingeschnittenen Knoblauch hinzu. Rühren Sie das Moringa-Blattpulver und das Olivenöl in die fertige Suppe ein.

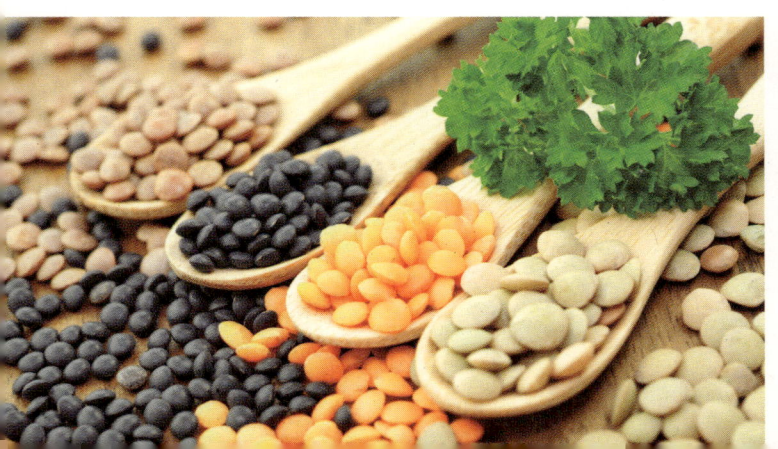

Moringa-Kartoffelsuppe
(für 2–3 Personen)

Zutaten

350 g Kartoffeln	1 EL Balsamico-Essig
1 große Zwiebel	Meersalz
2 Knoblauchzehen	Chilipulver
1 EL Moringa- oder Olivenöl	2 EL Moringa-Blattpulver
600 ml Gemüsebrühe	40 g Parmesankäse

Zubereitung

Kartoffeln, Zwiebel und Knoblauch schälen und klein schneiden. Öl in einem Topf erhitzen. Die vorbereiteten Zutaten darin andünsten. Die Brühe dazugeben. Alles etwa 10 bis 15 Minuten köcheln lassen. Die Suppe pürieren. Mit Essig, Meersalz und Chilipulver abschmecken. Das Moringa-Blattpulver in die Suppe einrühren. Den Parmesan raspeln. Die Suppe in Teller geben und mit Parmesan überstreuen.

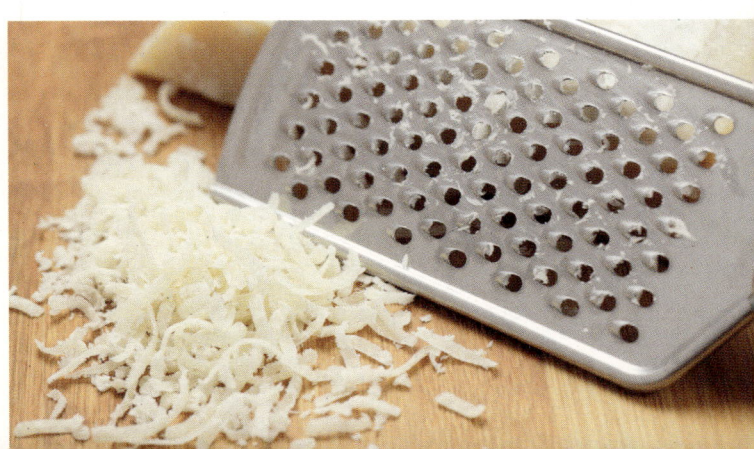

Gemüsepfanne »Moringa« (für 2–4 Personen)

Am besten wählen Sie je nach Jahreszeit verfügbares Gemüse für Ihre Gemüsepfanne. Hier eine Variante:

Zutaten

1–2 Zwiebeln

1–2 Stangen Lauch

1–2 Paprika

2–3 Möhren

3 Tomaten

3–4 EL Olivenöl

1–2 Knoblauchzehen

1–2 EL Moringa-Blattpulver

Gemüse-Brühwürze

Harissa Gewürzpaste
(oder ersatzweise Kreuz-
kümmel und Chilipulver)

Zubereitung

Reinigen, schälen, entkernen und zerkleinern Sie das Gemüse. Dünsten Sie es in Olivenöl bei milder Hitze – die Zwiebeln zuerst. Geben Sie die geschälten und zerkleinerten Knoblauchzehen und das Moringa-Blattpulver hinzu. Würzen Sie mit Gemüse-Brühwürze und Harissa (oder Kreuzkümmel und Chilipulver).

INFO

WÜRZIGE MISCHUNG

Harissa stammt aus dem nördlichen Afrika und besteht aus Chili, Essig, Kümmel, Koriandersamen, Knoblauch, Minze, Oliven und Salz. Alles wird püriert und mit Olivenöl zu einer Art Paste verarbeitet, die es bei uns im Supermarkt oder in Fachgeschäften zu kaufen gibt.

Spiegelei-Moringa-Toast (für 1–2 Personen)

Zutaten

1–2 Scheiben Vollkornbrot
2 Eier
1 EL Moringa- oder
  Pflanzenöl
1 EL Moringa-Blattpulver

Meersalz
1 Bund Radieschen
Gartenkräuter, z. B. Schnittlauch oder Petersilie
Cocktailtomaten

Zubereitung

Toasten Sie das Vollkornbrot. Braten Sie die Spiegeleier
in Moringa- oder Pflanzenöl. Legen Sie die Spiegeleier
auf das Brot. Würzen Sie mit etwas Meersalz. Streuen Sie
das Moringa-Blattpulver darüber. Dekorieren Sie dieses
Gericht je nach Geschmack mit Radieschen, Kräutern
oder Cocktailtomaten.

Moringa-Reis (für 1–2 Personen)

Zutaten

1 große Zwiebel
2 EL Olivenöl
125 g Basmatireis

375 ml Gemüsebrühe
2 TL Moringa-Blattpulver

Zubereitung

Die Zwiebel schälen, klein schneiden und im Olivenöl
gold-gelb anbraten. Reis und Gemüsebrühe hinzugeben
und auf kleiner Flamme ca. 20 Minuten köcheln lassen.
Moringa-Blattpulver gut unterrühren.

Hirsepfanne »Moringa«

Zutaten

2 Frühlingszwiebeln	Kreuzkümmel, gemahlen
150 g Zucchini	1 TL Moringa-Blattpulver
150 g kleine Champignons	150 g Hirse
2 Knoblauchzehen	Gemüse-Brühwürze
2 EL Olivenöl	Cayennepfeffer
Salz	1–2 EL Limettensaft
Pfeffer	

Zubereitung

Die Frühlingszwiebeln waschen und in Ringe schneiden. Die Zucchini waschen, längs halbieren und in dünne Scheiben schneiden. Die Champignons putzen und halbieren. Die Knoblauchzehen schälen und klein hacken. Das Olivenöl in einer Pfanne mäßig erhitzen. Den Knoblauch darin andünsten. Die Frühlingszwiebeln, die Zucchini und die Champignons dazugeben und anbraten. Mit Salz, Pfeffer und Kreuzkümmel würzen. Moringa-Pulver hinzufügen und umrühren.
Die Hirse in einem Topf mit Wasser ca. 10 bis 15 Minuten lang kochen. Das Wasser abgießen. Brühwürze unterrühren und gut durchmischen. Das Gemüse vorsichtig untermischen. Mit Salz, Cayennepfeffer und Limettensaft abschmecken.

Paprika-Reis mit roten Bohnen

Zutaten

250 g getrocknete
    rote Bohnen

2 Zwiebeln

2 Knoblauchzehen

1 rote Paprika

1 grüne Paprika

3 EL Olivenöl

600 ml Gemüsebrühe

300 g Naturreis

1 EL Tomatenmark

1 TL Oregano, getrocknet

1 TL Moringa-Blattpulver

Salz

Pfeffer

Petersilie

Zubereitung

Die Bohnen über Nacht in Wasser einweichen. Am nächsten Tag die Bohnen etwa 1 Stunde kochen. Die Bohnen müssen gut mit Wasser bedeckt sein. Die Zwiebeln und den Knoblauch schälen und klein schneiden. Die Paprika waschen, längs halbieren, Stiel und Kerne entfernen, dann in kleine Würfel schneiden. Das Olivenöl in einem Topf mäßig erhitzen. Die Zwiebeln, den Knoblauch und die Paprika unter ständigem Rühren andünsten. Mit der Gemüsebrühe ablöschen. Den Reis gut waschen. Den Reis, die Bohnen, das Tomatenmark und Oregano zum Gemüse in den Topf geben und ca. 20 Minuten garen. Immer mal wieder umrühren. Nach Bedarf etwas Gewürzbrühe nachgießen. Am Ende sollte keine Flüssigkeit mehr sichtbar sein. Das Moringa-Blattpulver unterrühren. Mit Salz und Pfeffer abschmecken. Mit Petersilie garniert servieren.

Anhang

Bezug und Kosten von Moringa-Produkten

Moringa kann in Form von Blattpulver, aber auch als natürliche Nahrungsergänzung in Form von Presslingen oder Kapseln für Mensch und Tier verwendet werden. Moringa-Produkte erhalten Sie in Naturkost- und Bio-läden, in Reformhäusern, Asia-Shops, Drogerien und Apotheken. Doch auch im Internet finden sich reichlich Bezugsquellen, über die Sie Moringa bestellen können.

Moringa-Blattpulver

Moringa-Blattpulver eignet sich am besten für die Verwendung in Speisen. Je nach Hersteller liegen die Preise zwischen ca. 20 und 100 Euro für 500 Gramm Blattpulver. Das Moringablatt-Pulver stammt bei einigen Herstellern aus Plantagen-Anbau, bei anderen aus Wildbeständen. Auf den Packungen sollten sich Informationen über Herkunft und über Bio-Qualität des Produkts finden.

Moringa-Blattpulver in Kapseln

Moringa-Blattpulver gibt es auch in Kapseln zu kaufen. Wenn Sie Moringa regelmäßig anwenden wollen, um fit und gesund zu werden oder zu bleiben, eignen sich Kapseln am besten zur Einnahme. Der Preis für 150 Kapseln liegt zwischen ca. 16 und 30 Euro. Je nach Hersteller enthält eine Kapsel 400, 450 oder 500 Milligramm Moringa-Pulver.

Moringa-Tabs

Moringa-Tabs werden aus Blattpulver von Moringa
Oleifera hergestellt. Die Preise für 240 Tabs, die jeweils
770 Milligramm Blattpulver enthalten, liegen zwischen
ca. 30 und 60 Euro.

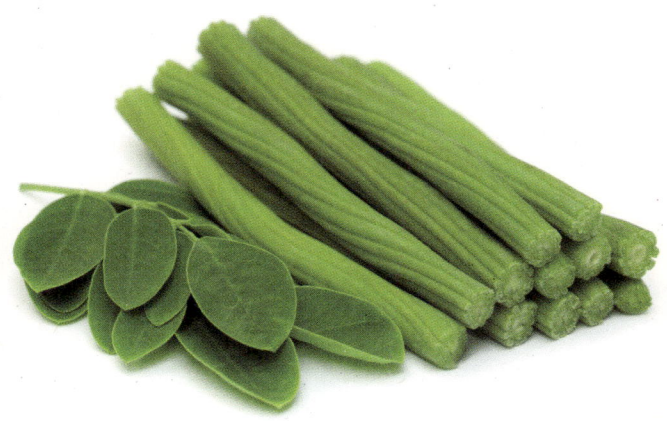

Moringa-Öl

Moringa-Öl, auch Behen-Öl genannt, eignet sich äußerlich angewandt hervorragend für kosmetische Zwecke,
auch um Hautschäden zu beheben oder Verletzungen
zu heilen. Außerdem ist das Behen-Öl ein wertvolles
Speiseöl, mit dem man gut Salate anmachen kann. Der
Preis für eine 100-ml-Flasche liegt zwischen ca. 12
und 30 Euro je nach Hersteller, Herkunft und Qualität
des Produkts. Moringa-Öl von hoher Qualität sollte kalt
gepresst sein.

Literatur

Arndt, Ulrich: **Neue Hilfe bei Krebs – Salvestrole;** in: newsage, Heft 2 / 2010, 49–51, horusmedia.de

Barta, Claus: **Moringa oleifera: Die wichtigste Pflanze in der Menschheitsgeschichte,** Venlo / NL 2011

Bruhns, Erwin G. / Z'graggen, Hanspeter: **Der Wunderbaum Moringa. Ein Vitamingeschenk von Mutter Natur,** Saarbrücken 2013

Eilert, Udo: **Antimikrobielle Substanzen von Ruta Graveolens sowie Moringa oleifera,** Diss. TU Braunschweig 1983

Feyerherdt, Anja / Brose, Uwe: **Moringa – Sie nennen ihn den Wunderbaum,** Schenkendöbern 2012

Gassenschmidt, Ursula: **Flockungsaktive Proteine aus dem Samen von Moringa oleifera Lam.,** Diss. Universität Karlsruhe 1992

Harnisch, Günter: **Alternative Heilmittel für die Seele. Selbsthilfe bei depressiven Verstimmungen, Schlafstörungen und nervöser Erschöpfung,** 2. Auflage, Hannover 2010

Harnisch, Günter: **Endlich gut drauf! Wie Sie Ihre Glücksgefühle natürlich anregen – für mehr Lebensfreude, Wohlbefinden und Energie,** 2. Auflage, Murnau a. Staffelsee 2014

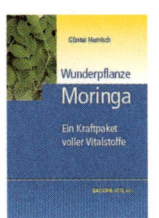 *Harnisch, Günter:* **Wunderpflanze Moringa: Ein Kraftpaket voller Vitalstoffe,** Schiedlberg, Juni 2015

Schaefer, Brian A. et al.: **Ernährung und Krebs: Salvestrol-Fallstudien;** in: Journal of Orthomolecular Medicine, Bd. 22, Nr. 4, 2007

Schnitzer, Johann G.: **Der alternative Weg zur Gesundheit,** Gütersloh 1982

Simonsohn, Barbara: **Moringa – der essbare Wunderbaum. Verbessere Deine Gesundheit und Deine Lebensqualität mit der wertvollsten Pflanze der Welt,** Güímar/Sta Cruz de Tenerife 2012

Willms-Beyárd, Hildegard: **Der Moringabaum. Ein Füllhorn an Nähr- und Wirkstoffen;** in: Natur & Heilen 9/2012, 46–51

Register

Unsere Kompakt-Ratgeber

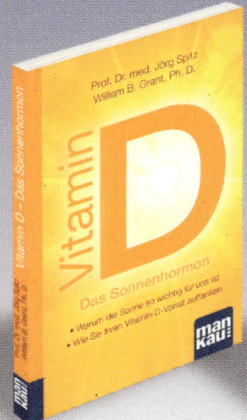

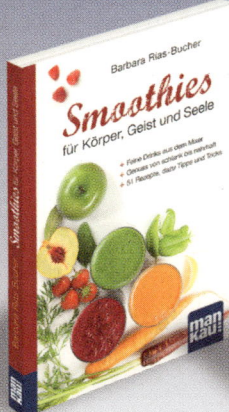

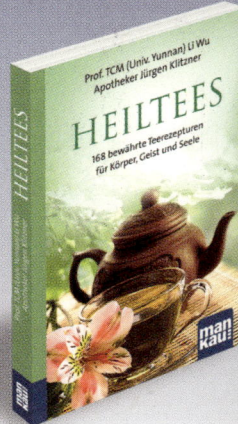

Jörg Spitz / William Grant
Vitamin D
ISBN 978-3-86374-178-5

Barbara Rias-Bucher
Smoothies
ISBN 978-3-86374-164-8

Li Wu / Jürgen Klitzner
Heiltees
ISBN 978-3-86374-184-6

Weitere lieferbare Titel:

A. Gräfin Wolffskeel
**Die 12 Salze
des Lebens**
978-3-86374-129-7

A. Winter
**Abnehmen
ist leichter als
Zunehmen**
978-3-86374-126-6

A. E. Röcker
**Heilen mit
Bachblüten**
978-3-86374-161-7

Eberhard J. Wormer
Hashimoto
978-3-86374-175-4

P. Neumayer/R. Stark
**Medizin zum
Aufmalen**
978-3-86374-132-7

M. Lohmann
**Laborwerte
verstehen**
978-3-86374-158

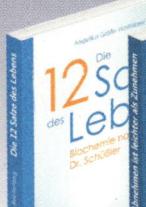

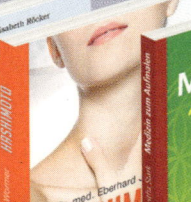

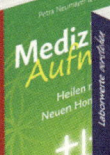

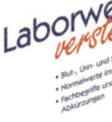

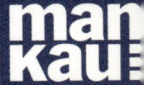